아빠! 내 얘기 들려?

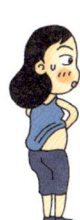
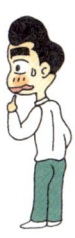

아빠! 내 얘기 들려?

김향숙 심영우의 임신 태교 만화

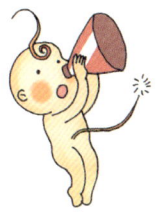

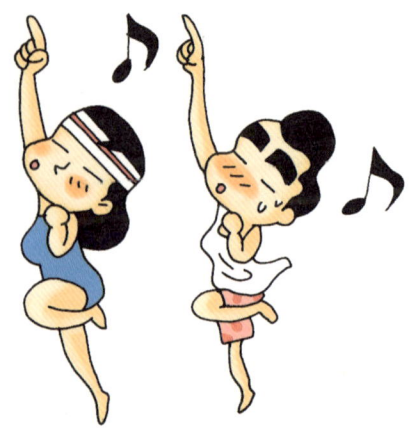

차 례

엄마의 대답 16

나, 임신이래 19

원하는 것 22

임신했을 때는 자고로··· 24

한 걸음 한 걸음 26

임신하면 29

러브체조 33

입덧 I 38

문화생활 41

어떤 걱정 44

갈대에게 47

연락 왔어요? 50

납량특집 54

입덧 II 57

청바지와 임신복 61

젖 68

찌리리리링 75

첫애 임신이세요? 81

최선을 다할게 85

태몽 89

태동 95

미신? 99

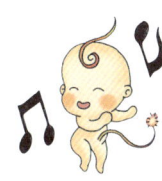

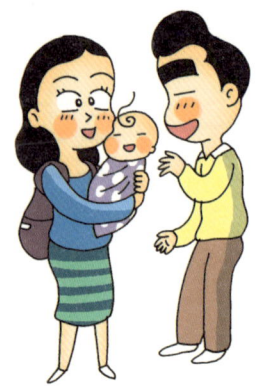

차 례

태담 103

다 널 위해 그러시는 거야 107

그래 이 맛이야 112

우리, 복대 사러 갈래? 116

태명 120

6개월째 123

동물원 127

쥐 131

새댁, 산달이 언제야? 135

발가락이 안 보여 142

아내의 손을 꼭잡고 145

여행 준비 150

마지막 태교 154

이상한 나라의 앨리스 159

양치기 소년 164

출산 169

호랑이가 담배 필 때 173

빛 176

사랑해 182

작가후기 188

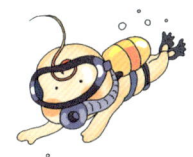

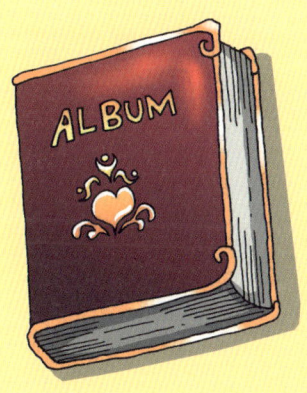

우리 가족을 소개합니다.

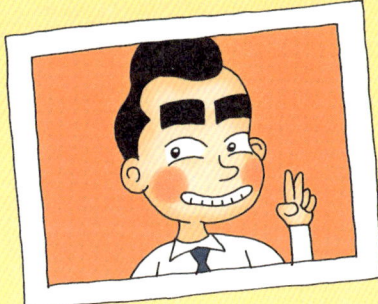

우리 아빠 이름은 홍태교이구요. 삼십대 중반의 직장인이세요.

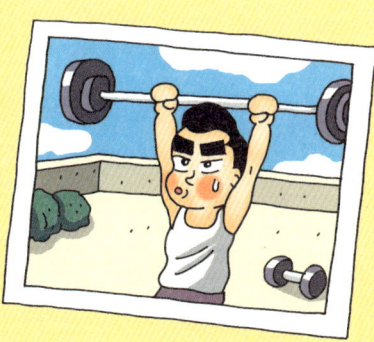

우리 엄마를 많이 많이 사랑하시구요.

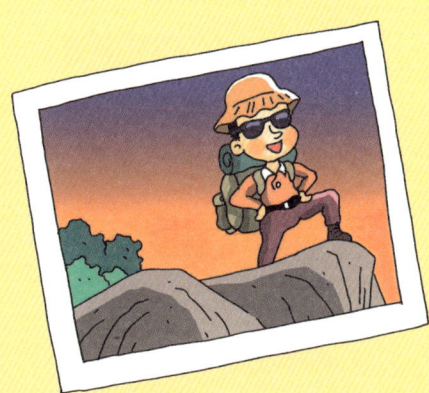

임신한 아내를 위한 희생이 얼마나 값진 것인지 아시는 분이세요.

우리 엄마,
오수정이에요.
삼십대 초반의
전업주부구요.

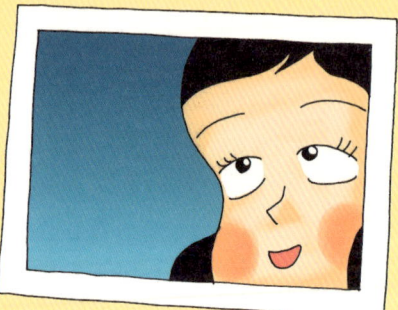

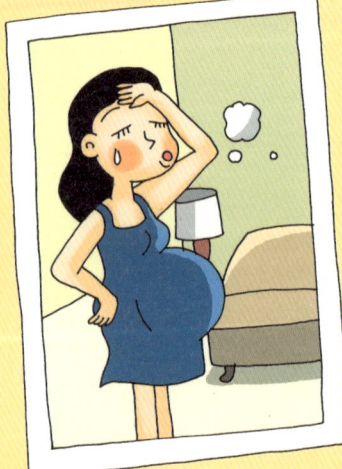

저를 갖고 나서
많은 감정과 고통을
겪지만
아빠의 도움과
엄마의 의지로
저를 낳으시게 되지요.

아내에서
엄마로 바뀌며
자신이 성숙해짐을
느끼시지요.

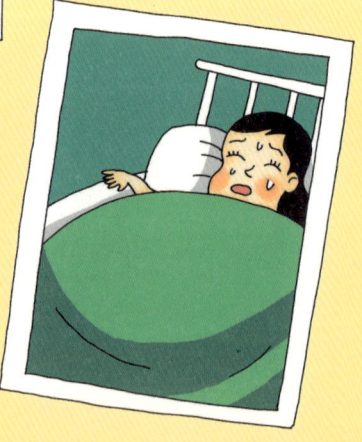

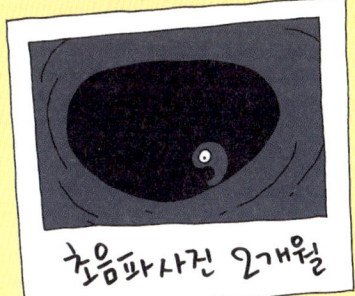

그리고 저,
둥이 예요.
지금은
태어나지도 않은
태아일
뿐이지만,

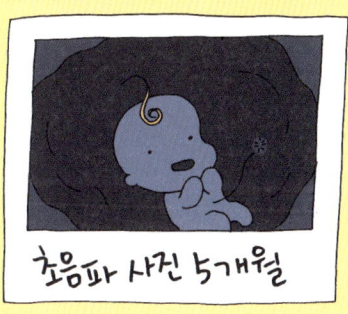

엄마와 아빠에게
많은 영향을 끼치는
존재죠.

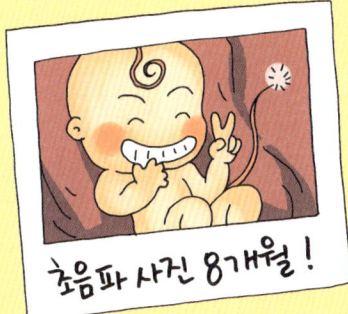

아들인지
딸인지, 그건
태어나 봐야 알겠지만
그건 그렇게
중요한 게 아니죠.
무엇보다도
건강하게 태어나는 것이
우선이니까요.

아이에게
사랑을 표현하는 것은
아무리 많이해도 지나치지 않다.
안아주기, 뽀뽀해주기,
좋아한다고 말하기,
사랑한다고 말하기 등.
가능한 한 자주 사랑을 표현하자.
사랑을 받고 큰 아이가
사랑을 베풀 줄 안다.
— 한울타리 가족모임의 〈어머니 자리 찾기〉
중에서 —

탄생 기념사진

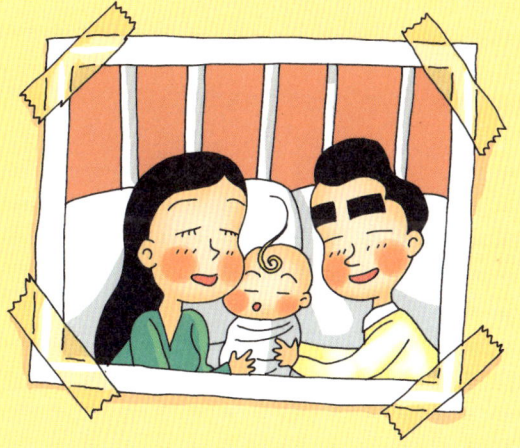

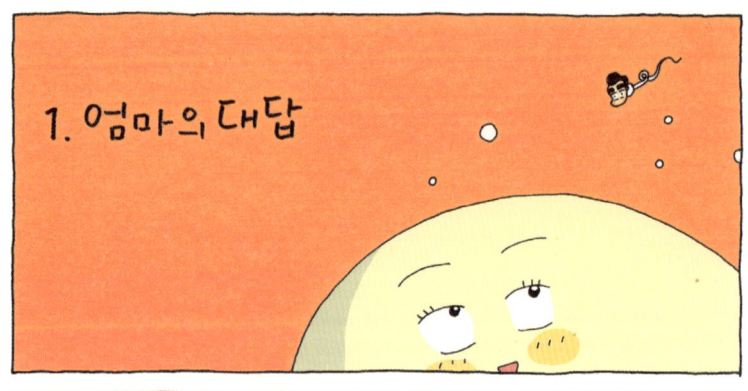
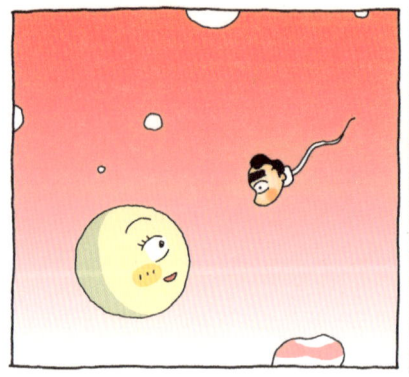
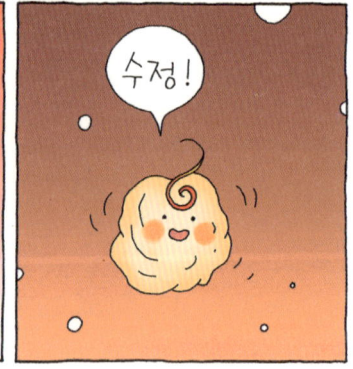
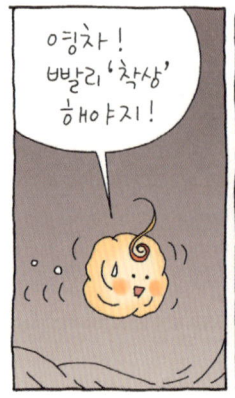
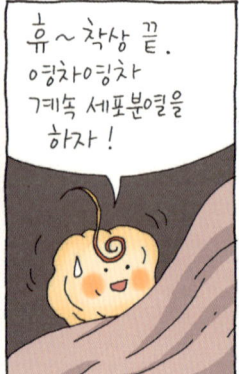
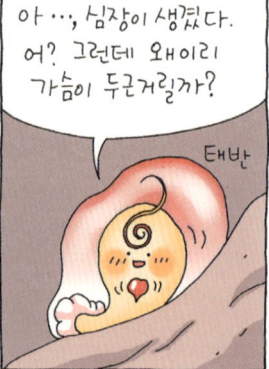

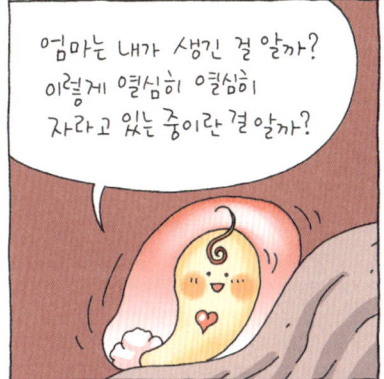
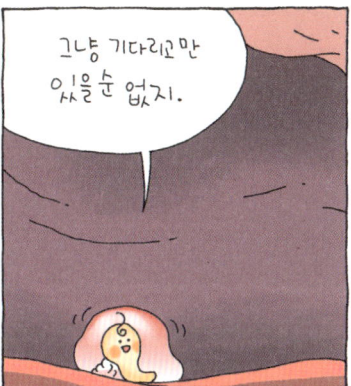
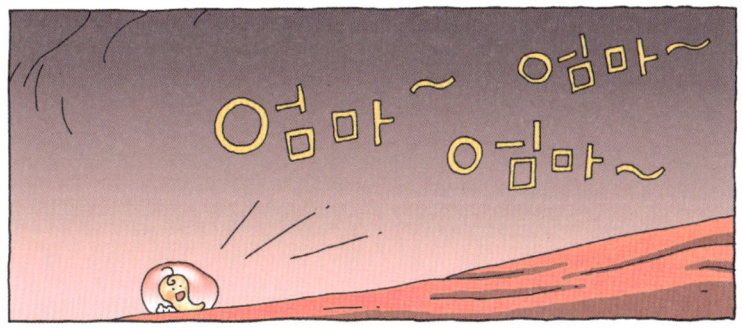
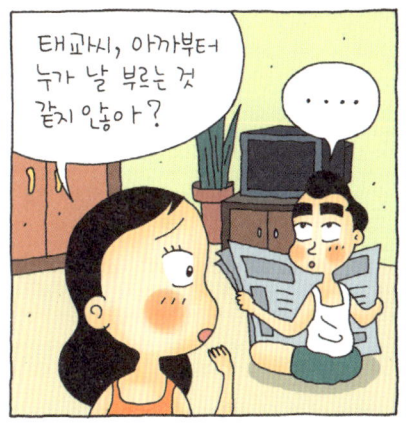
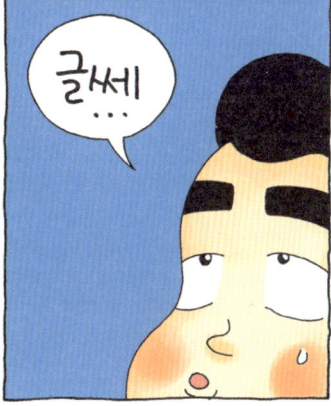

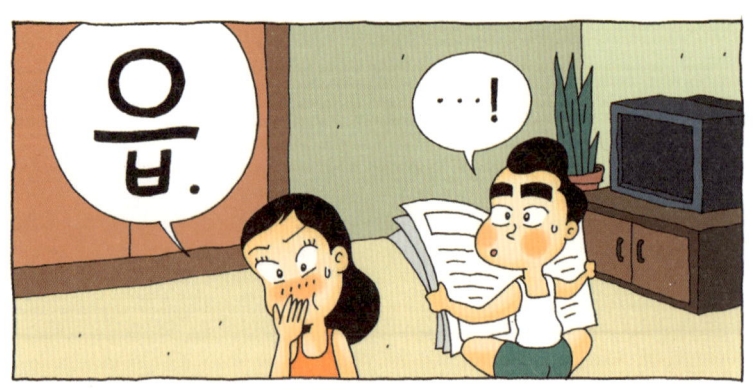

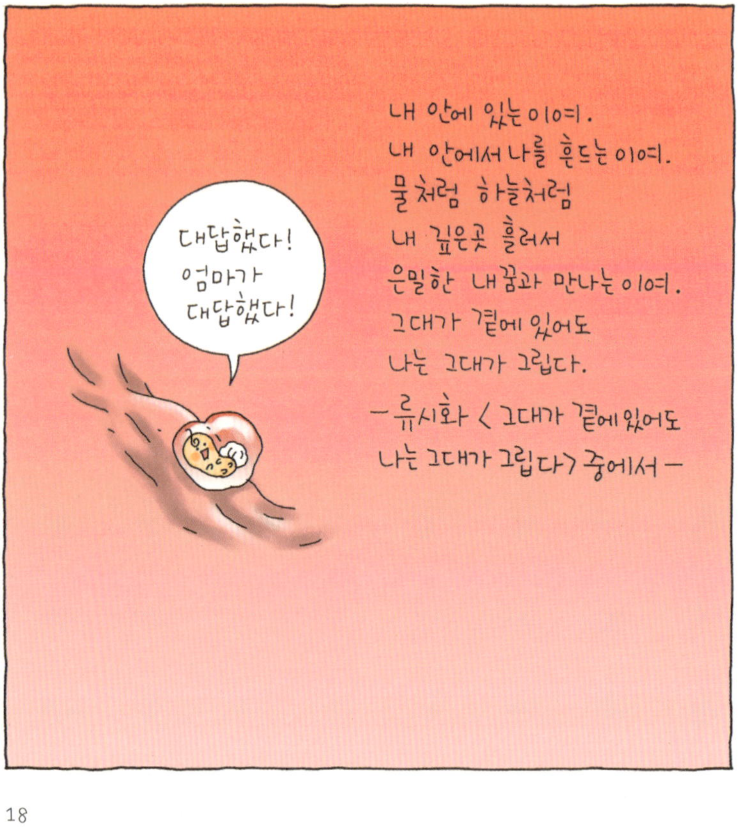

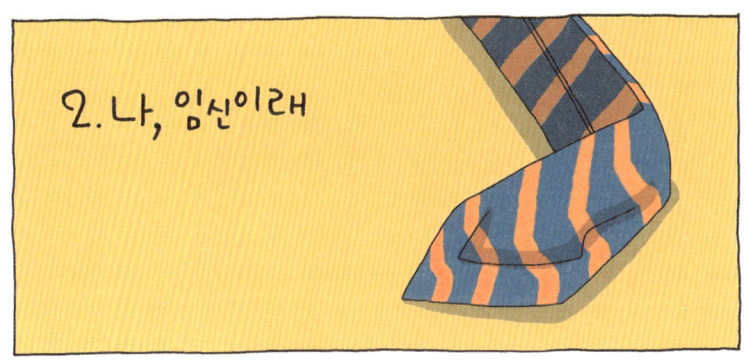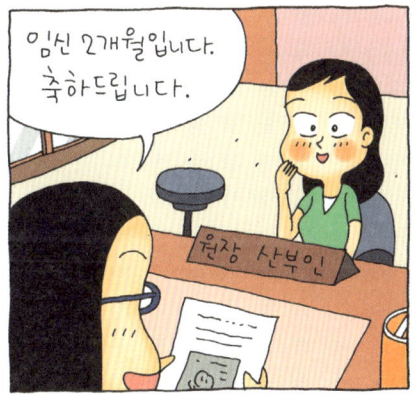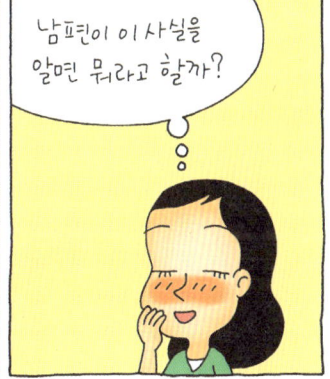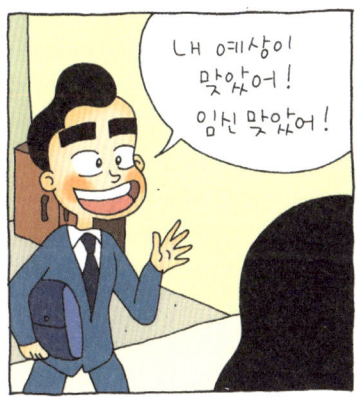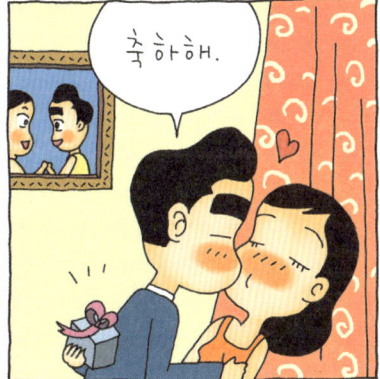

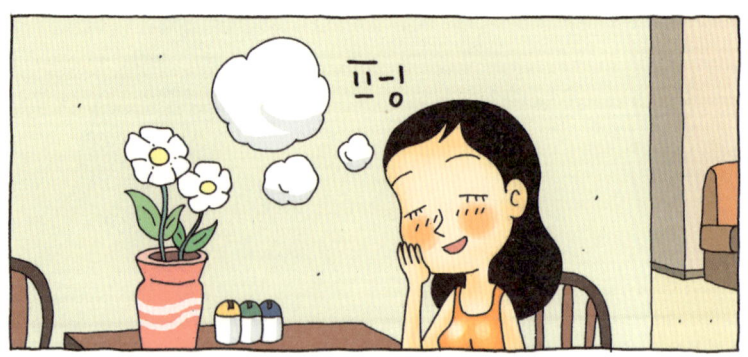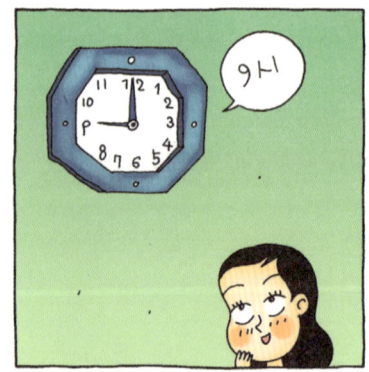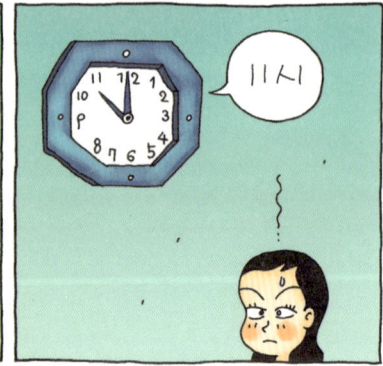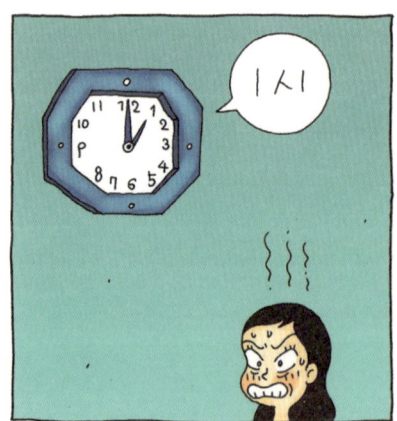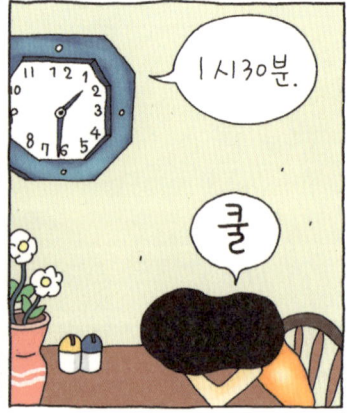

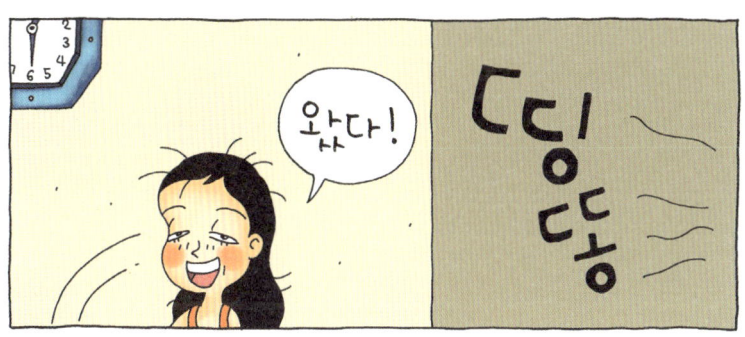

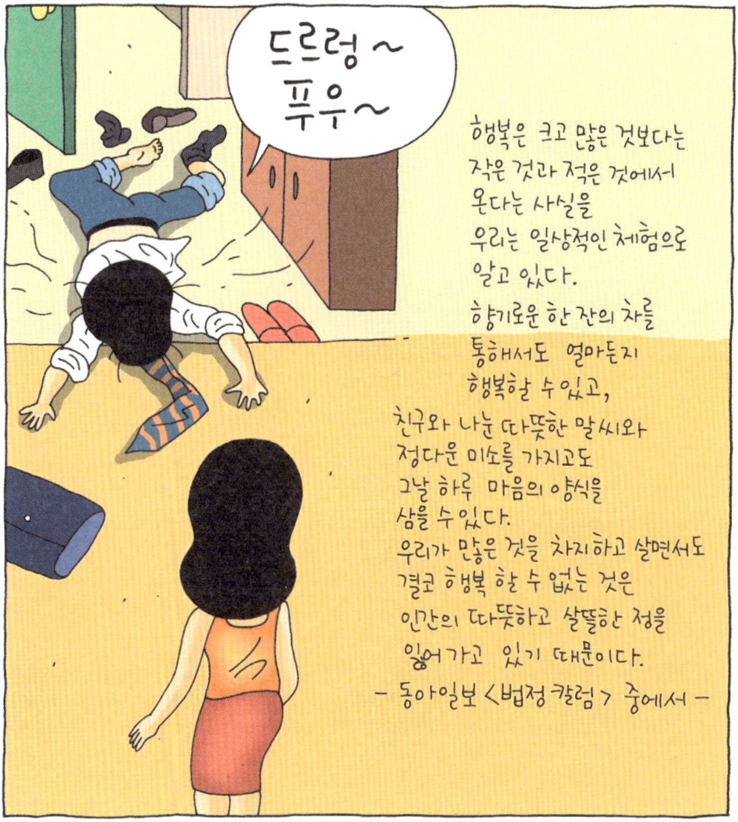

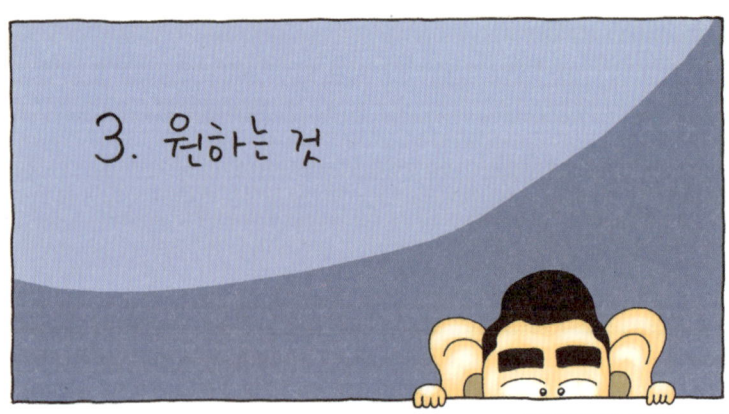

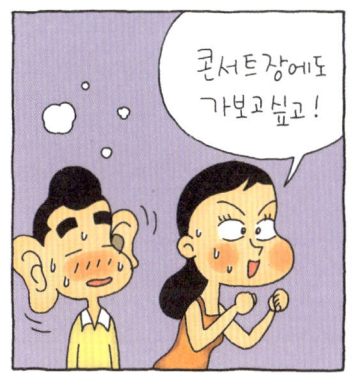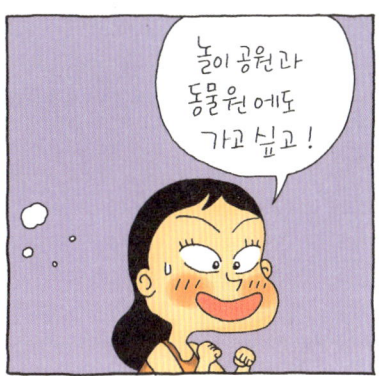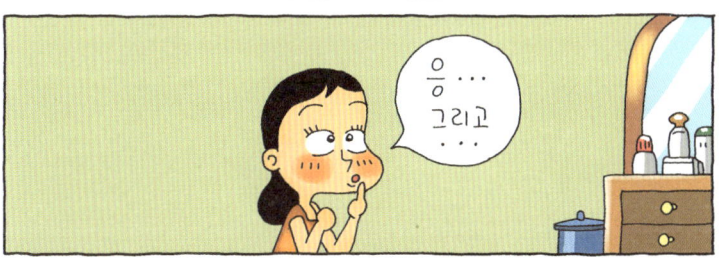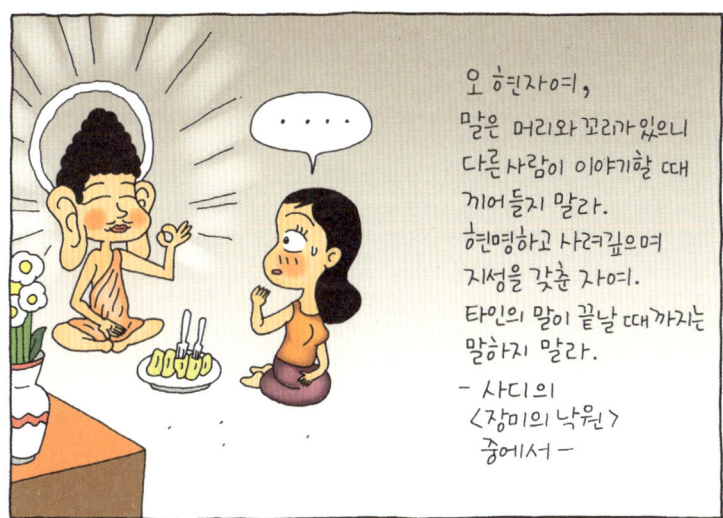

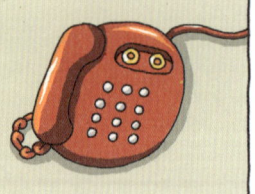

4. 임신했을 때는 자고로…

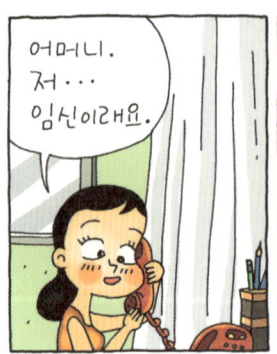

어머니.
저…
임신이래요.

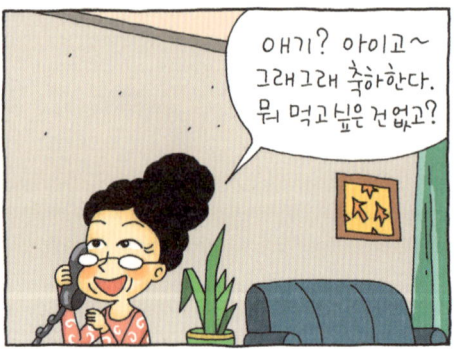

애기? 아이고~
그래그래 축하한다.
뭐 먹고 싶은 건 없고?

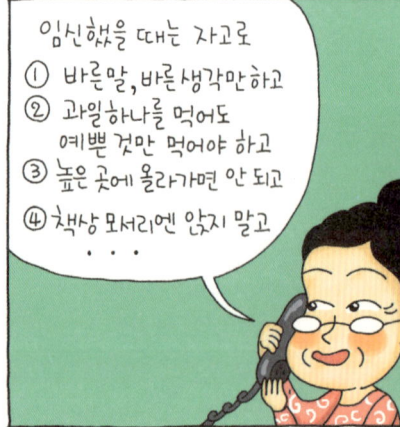

임신했을 때는 자고로
① 바른말, 바른생각만 하고
② 과일 하나를 먹어도
   예쁜 것만 먹어야 하고
③ 높은 곳에 올라가면 안 되고
④ 책상 모서리엔 앉지 말고
   …

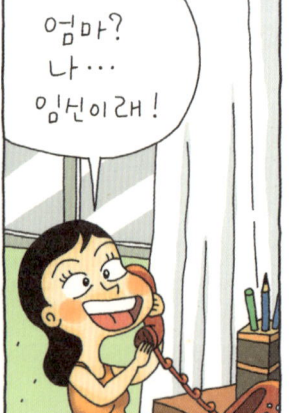

엄마?
나…
임신이래!

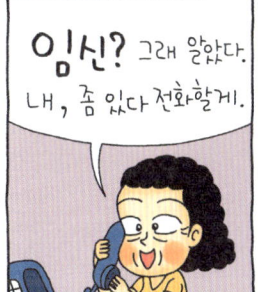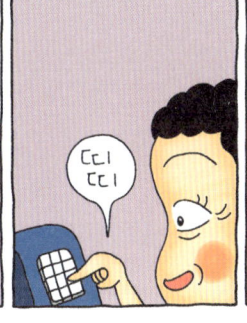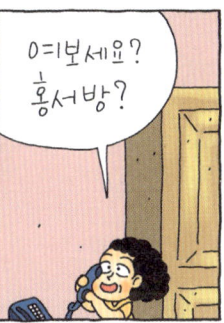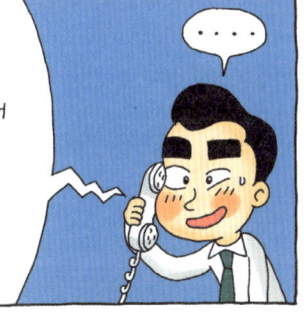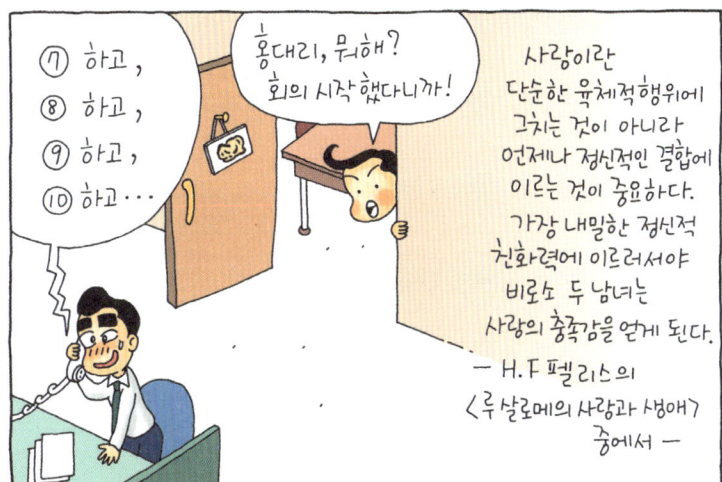

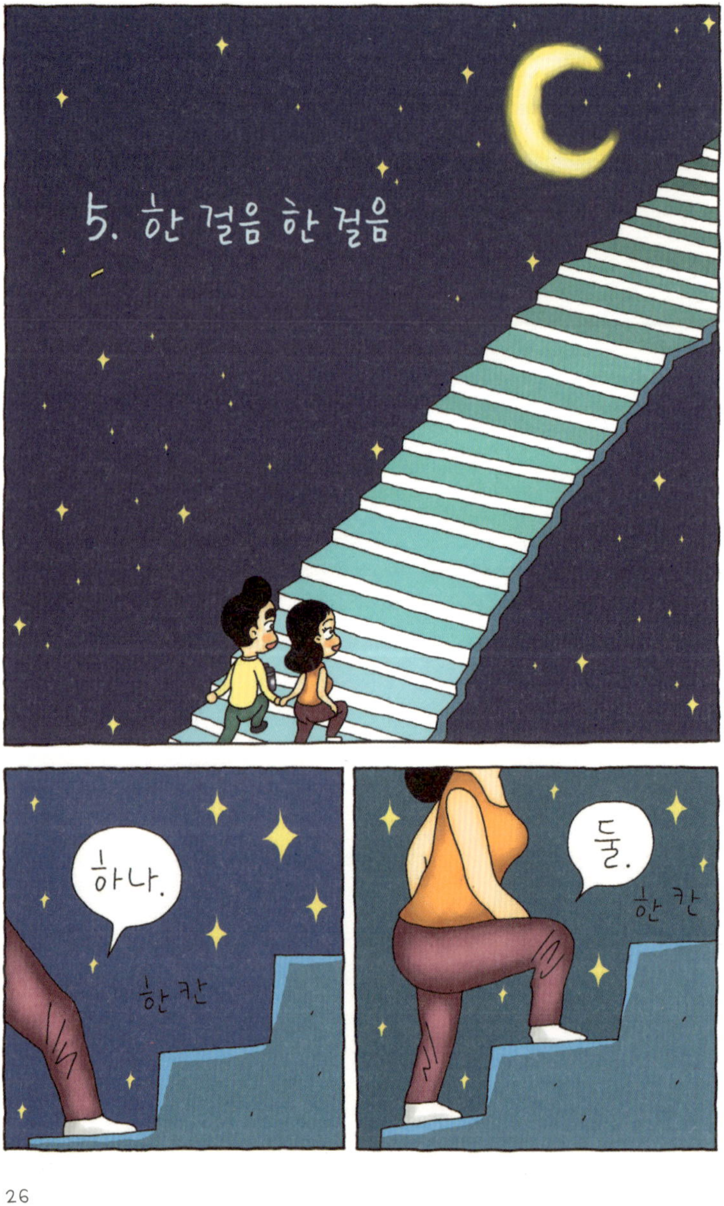

5. 한 걸음 한 걸음

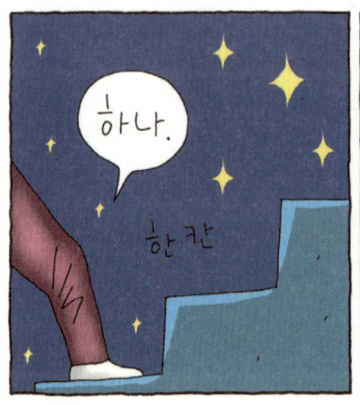

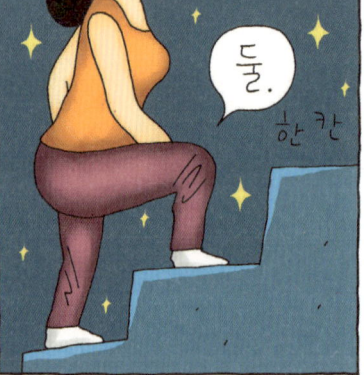

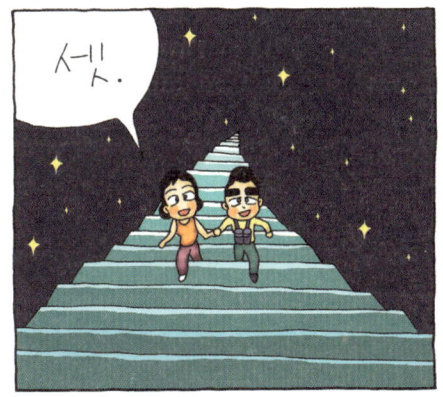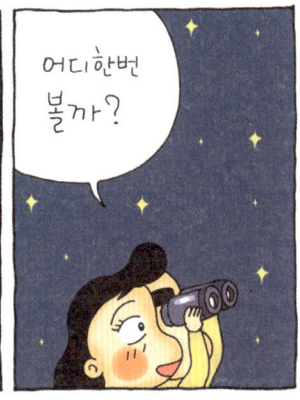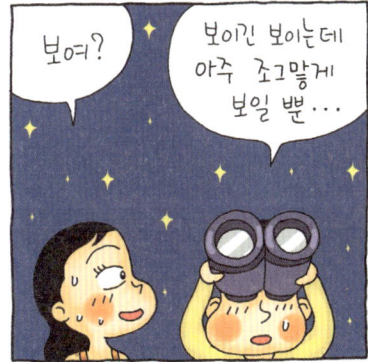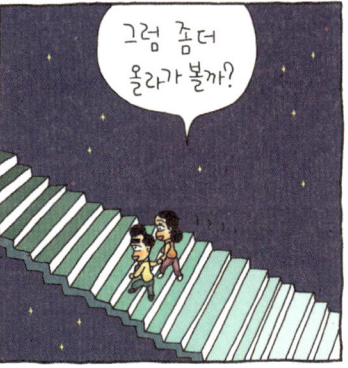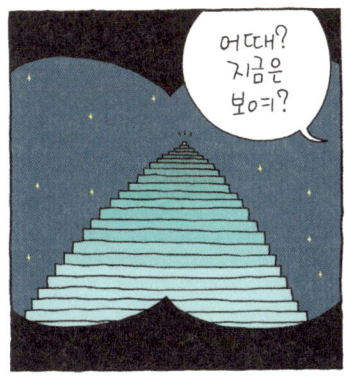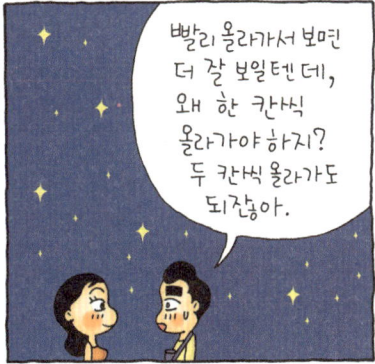

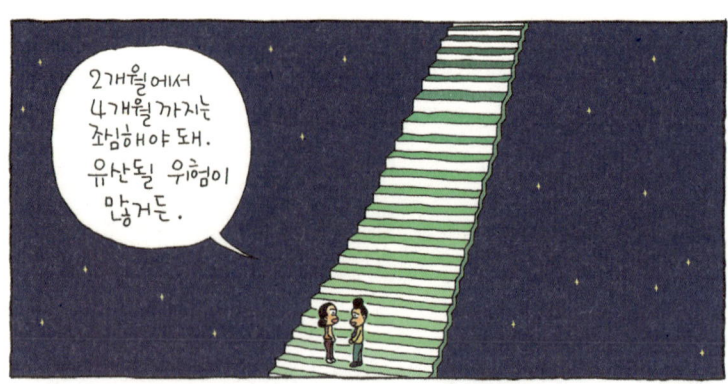

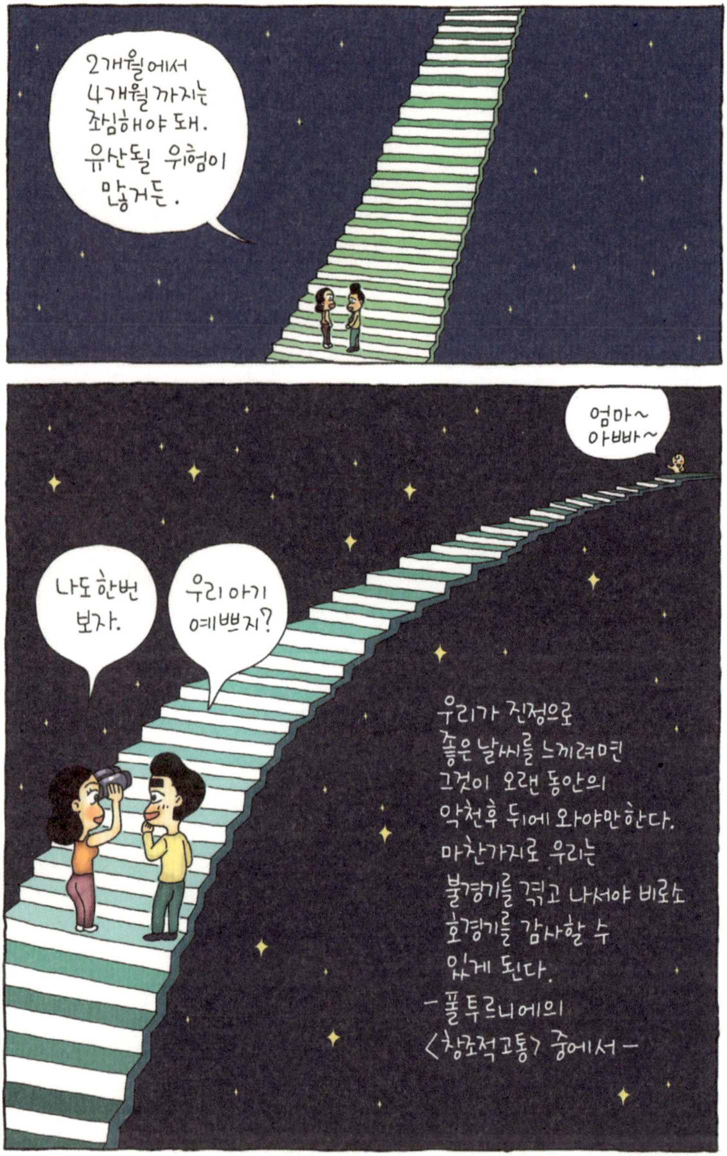

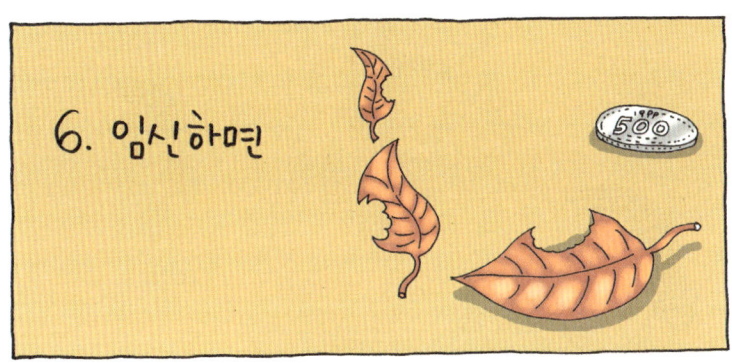

6. 임신하면

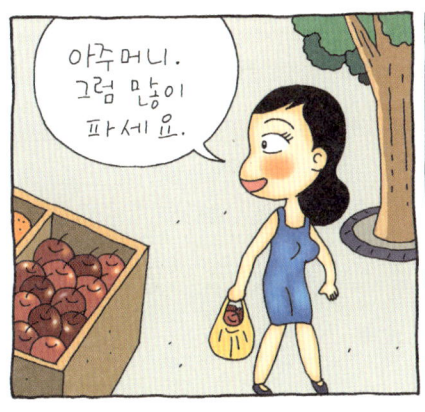

아주머니. 그럼 많이 파세요.

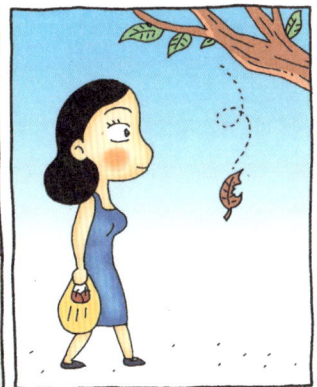

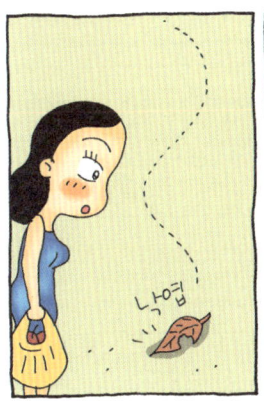

낙엽

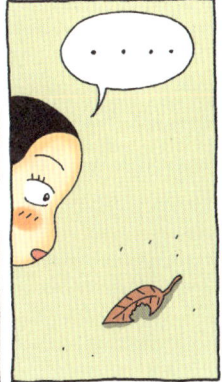

· · · ·

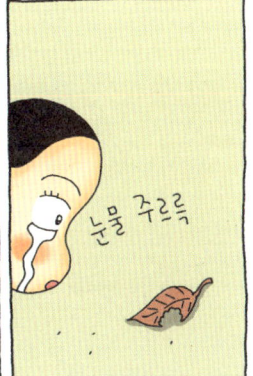

눈물 주르륵

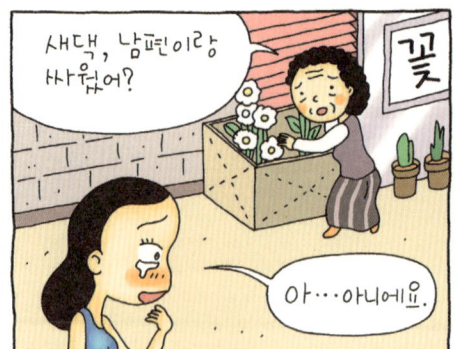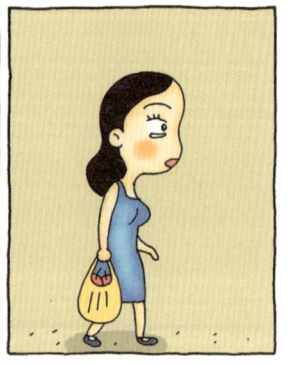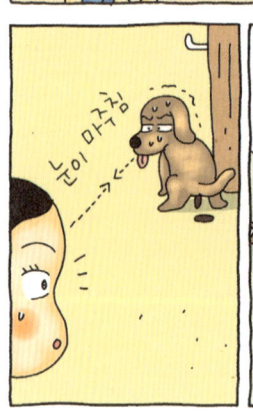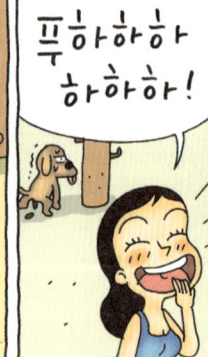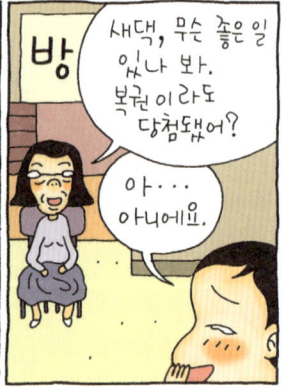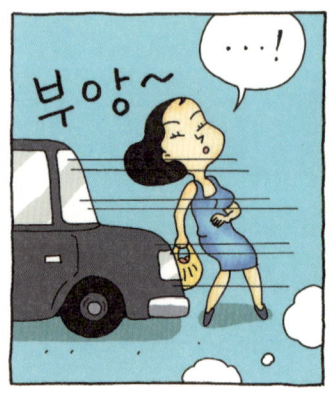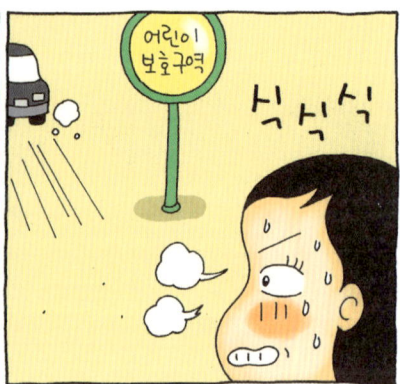

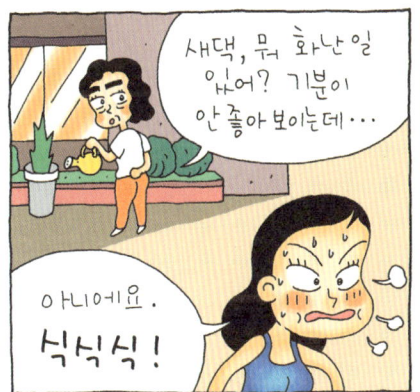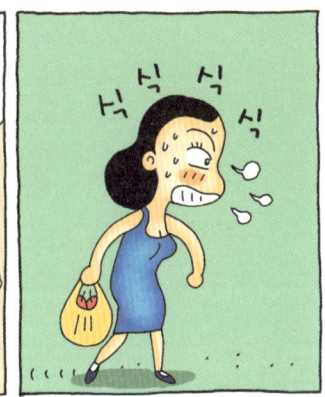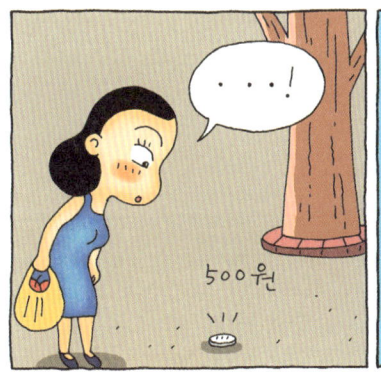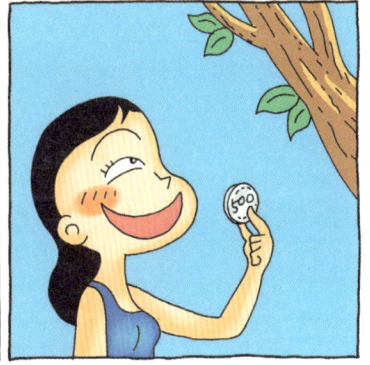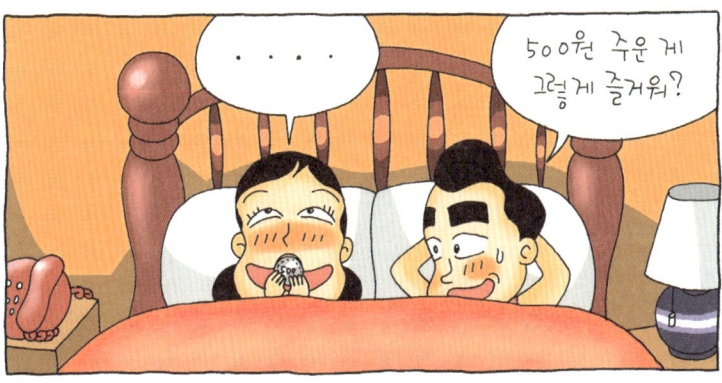

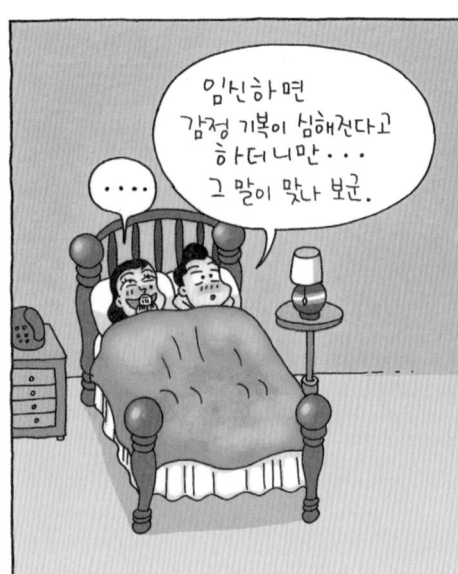

인생을
목적으로서가 아니라,
하나의 과정으로서
계속되는 여행이라고 생각하라.
당신의 인생여행은
매일매일 가능한한 인간적으로
즐길 수 있는 것이다.
꽃 향기를 맡기 위해 시간을 내라.
매일매일의 생활이
가끔 어떠한 어려운 문제에
봉착하든지간에 그 일정부분을
즐겨라.

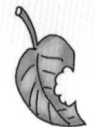

— 제럴드 쿠셀의 〈성공의 비밀 7〉중에서 —

7. 러브체조

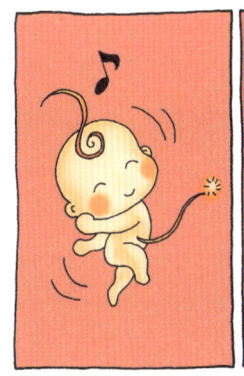
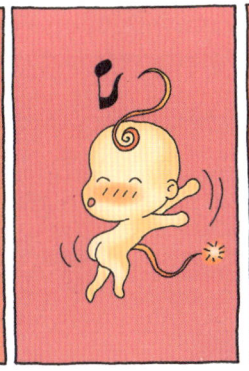
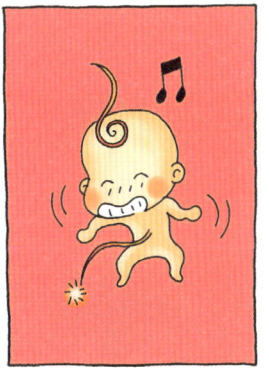
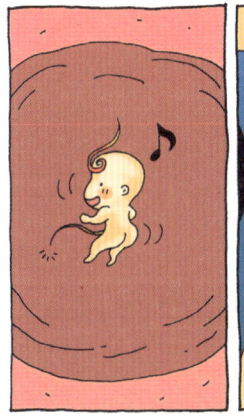
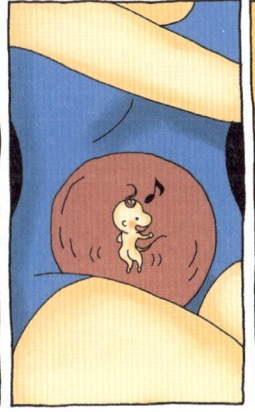
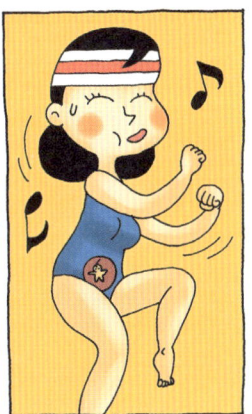

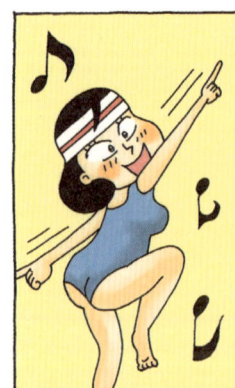
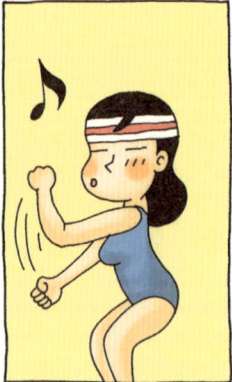
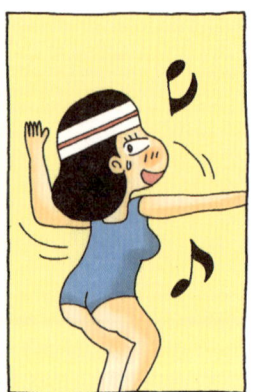
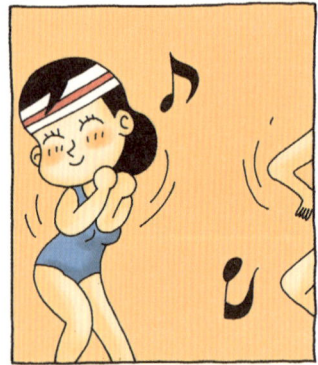
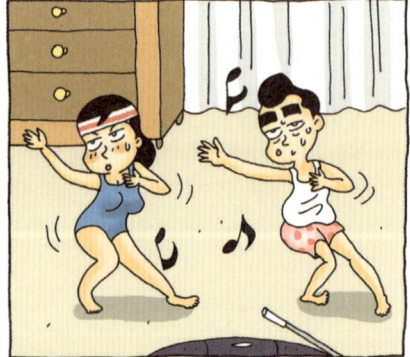
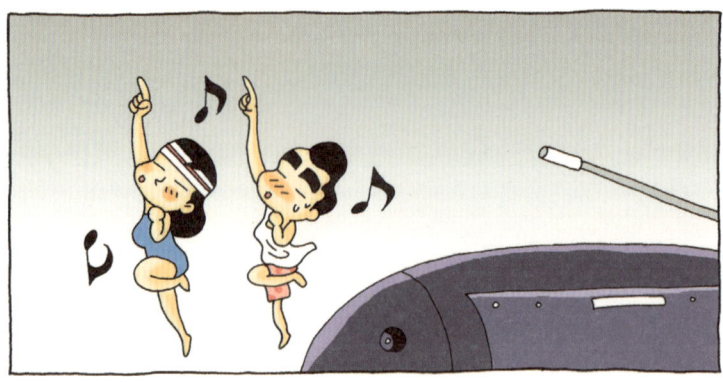

아이의 성격은
어머니 뱃속에서 이미
뚜렷해진다.
내가 태어나기 전에
어머니는 정신적인 고통을
받고 있었고
비참한 상황에 빠져 있었다.
어머니는 냉동된 굴과
샴페인 외엔 어떤 음식도
먹을 수 없었다.
사람들이 나더러
언제부터 춤을 추기 시작했느냐고
물어 볼 때면 나는 이렇게 대답한다.
" 어머니 뱃속에서부터가
아닌가 싶습니다.
아프로디테의 음식이었던 굴과
샴페인 덕분이었답니다. "

— 이사도라 덩컨의
  〈나의 인생〉 중에서 —

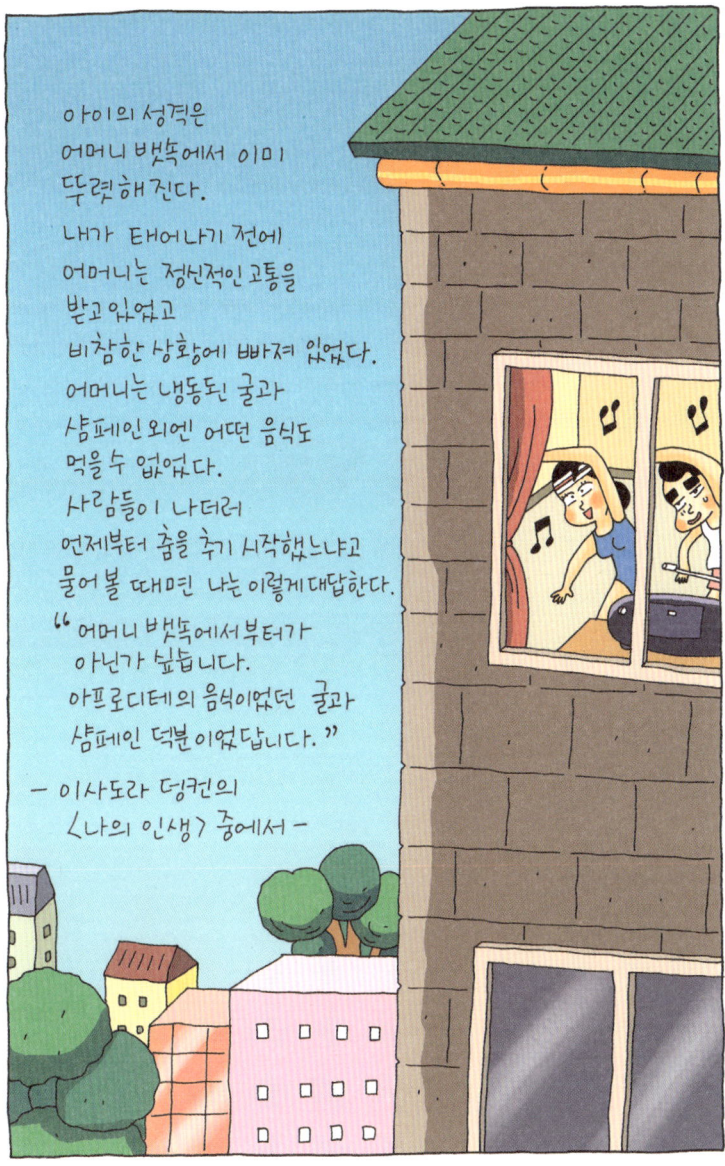

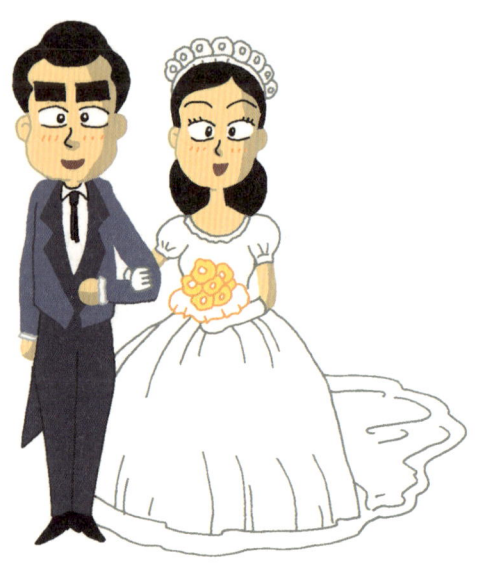

모든 꽃들 가운데서
너를 가장 사랑한다.
너의 입김은 언제나 달콤하고
싱싱하다.
너의 눈은 순결과 기쁨에
넘쳐 있다.
꽃이여, 나의 꿈속으로
너를 인도해 다오.
 그곳 빛깔 고운 마술의 숲 속에
너의 고향이 있다.
그곳에서 넌 시들지 않고
내 영혼의 언가 속으로
너의 젊음이 깊은 향기를 품으며
영원히 피어난다.

— 헤르만 헤세 시집
〈너는 나에게로 와서 별이 되었다〉
        중에서 —

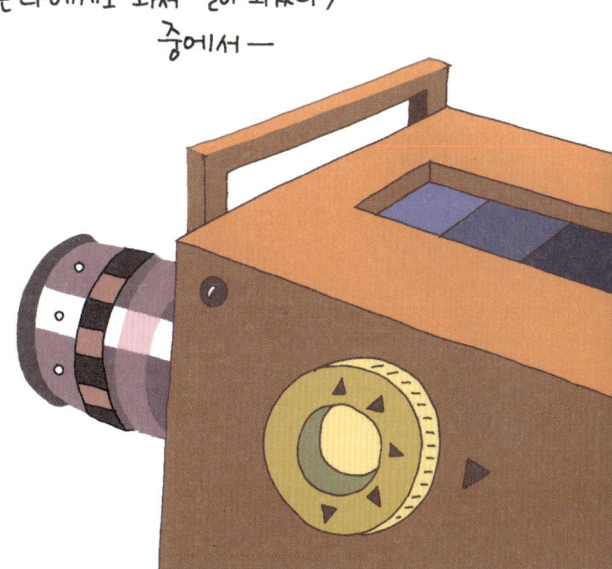

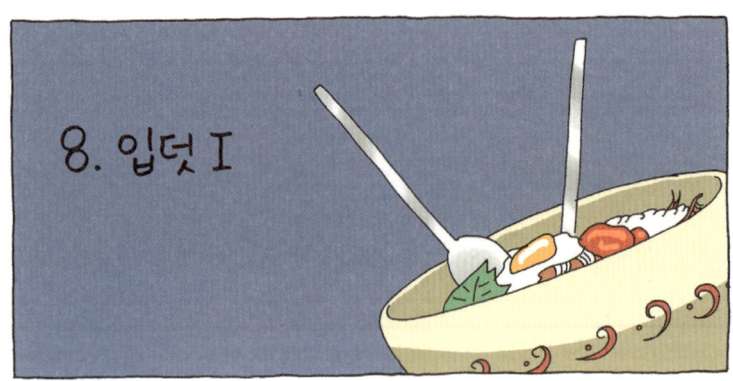

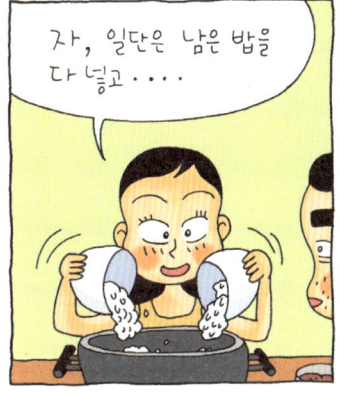
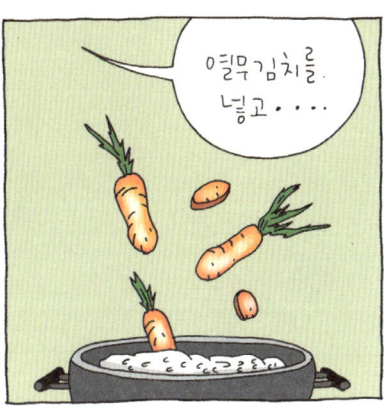
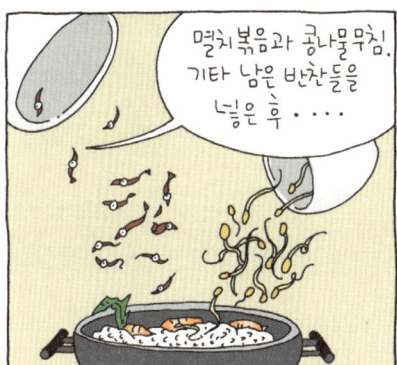
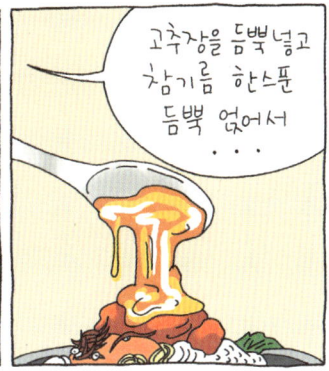
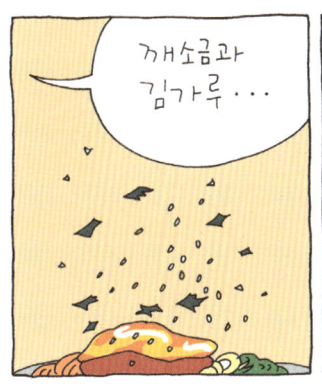
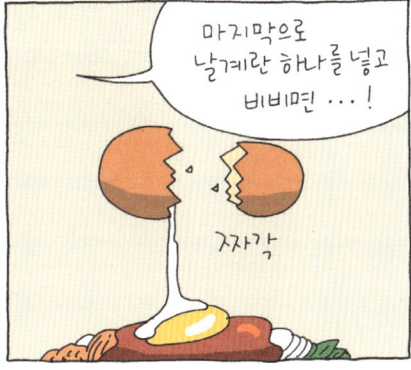

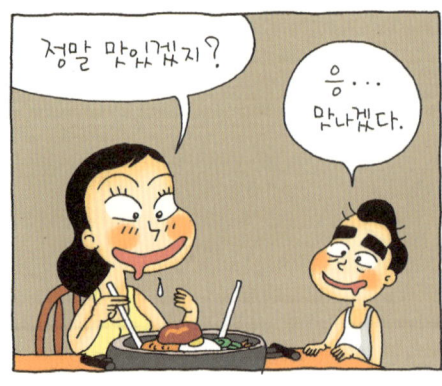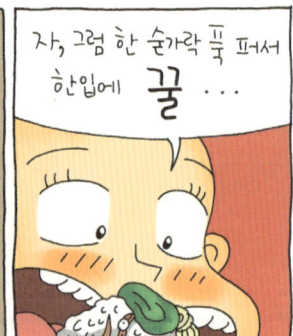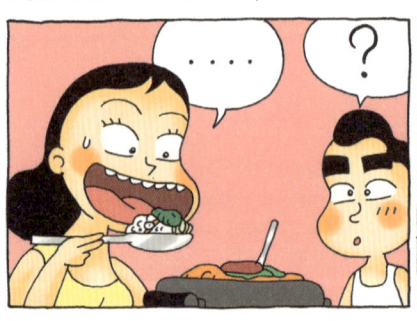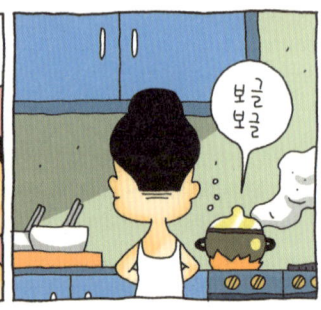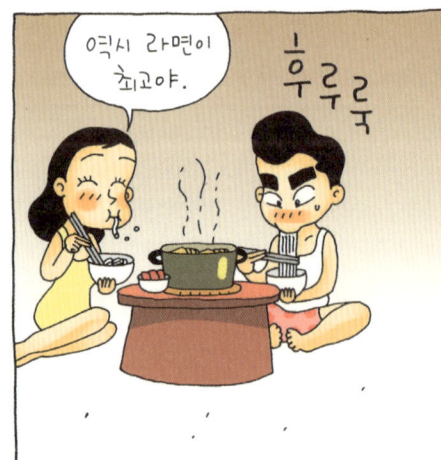

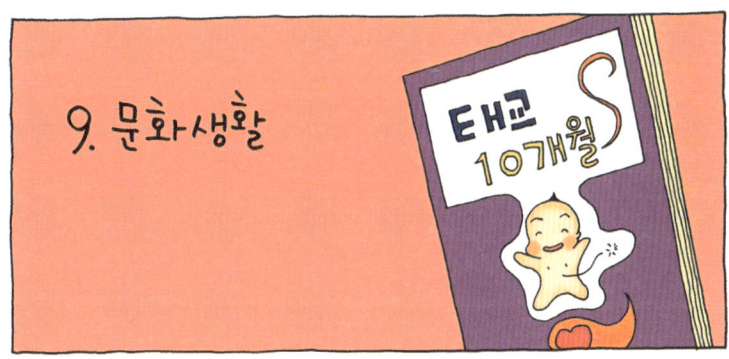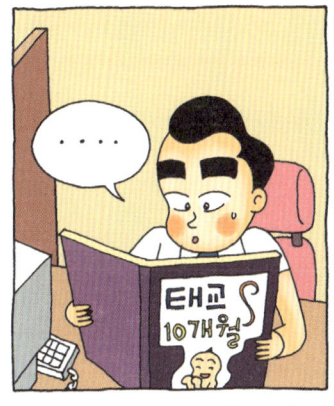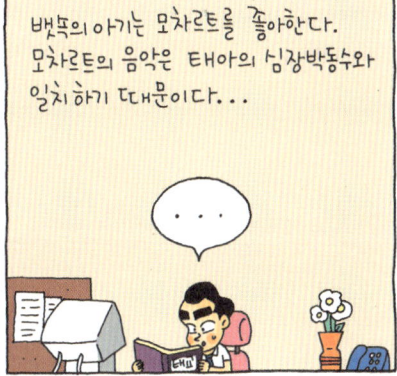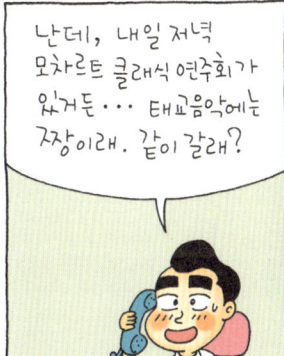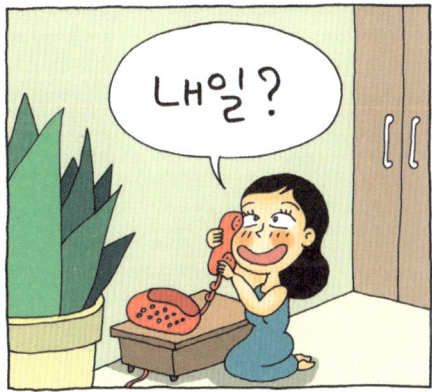

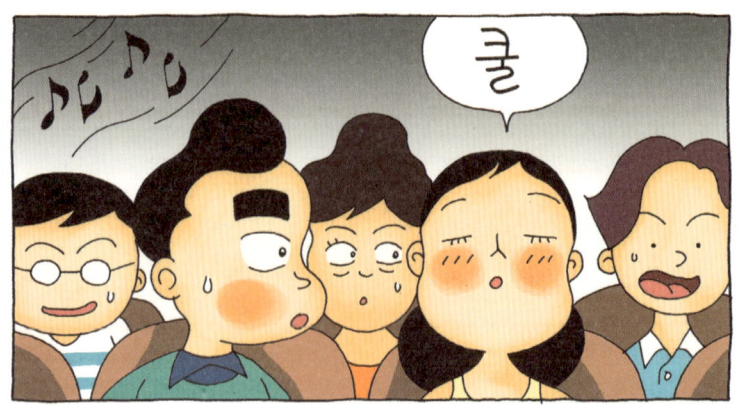
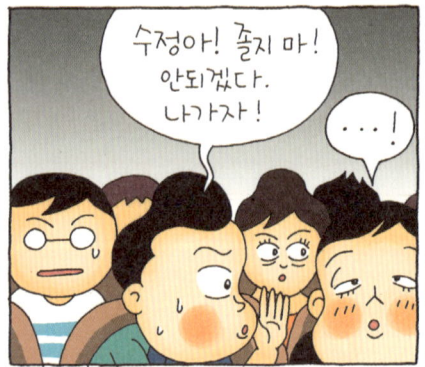
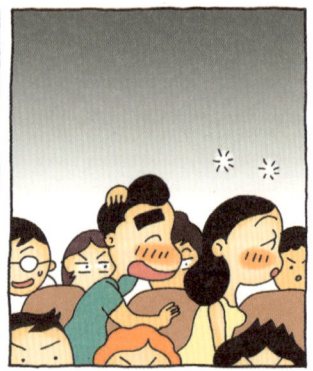
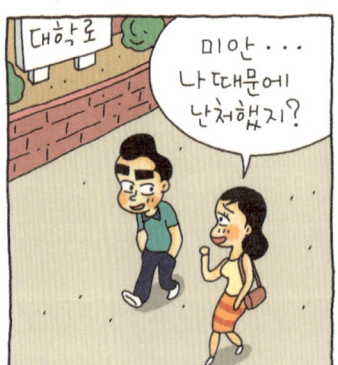
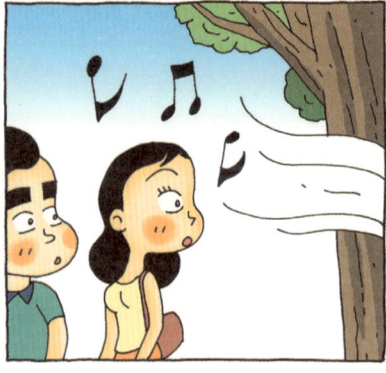

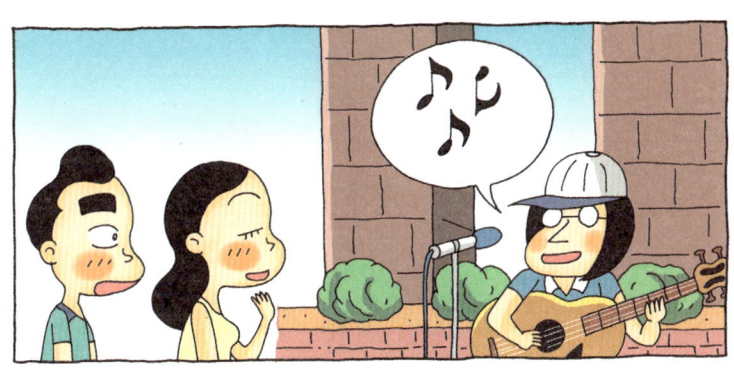

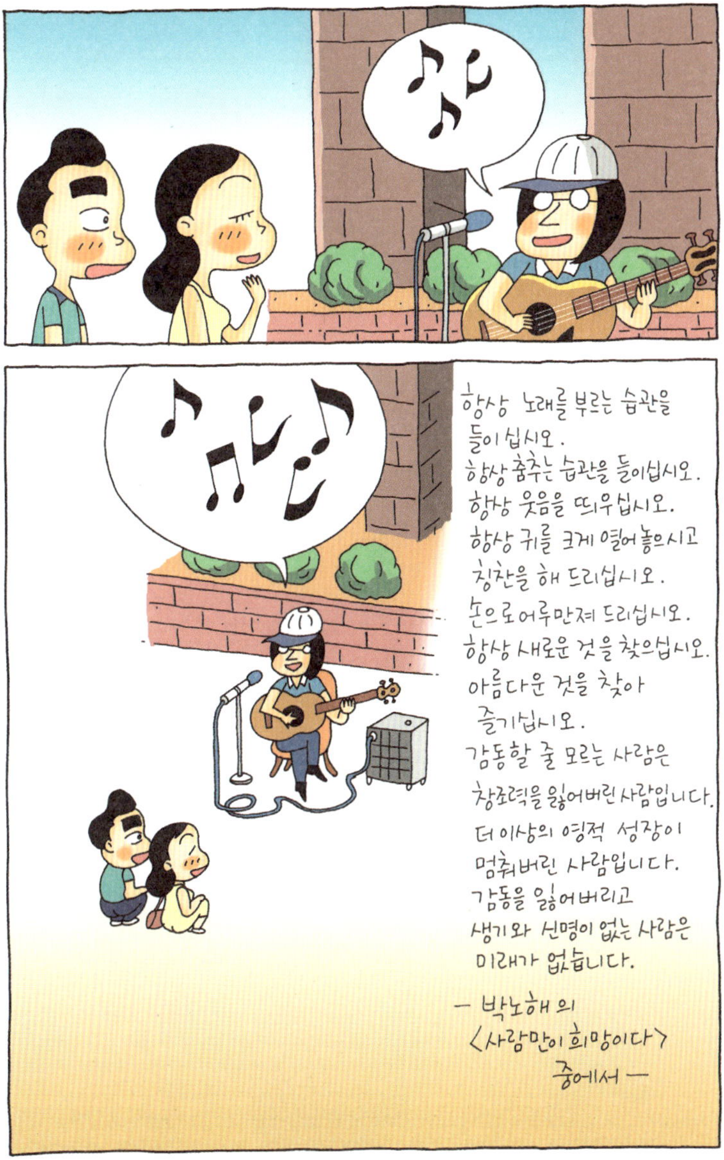

항상 노래를 부르는 습관을
들이십시오.
항상 춤추는 습관을 들이십시오.
항상 웃음을 띄우십시오.
항상 귀를 크게 열어놓으시고
칭찬을 해 드리십시오.
손으로 어루만져 드리십시오.
항상 새로운 것을 찾으십시오.
아름다운 것을 찾아
즐기십시오.
감동할 줄 모르는 사람은
창조력을 잃어버린 사람입니다.
더 이상의 영적 성장이
멈춰버린 사람입니다.
감동을 잃어버리고
생기와 신명이 없는 사람은
미래가 없습니다.

— 박노해 의
〈사람만이 희망이다〉
중에서 —

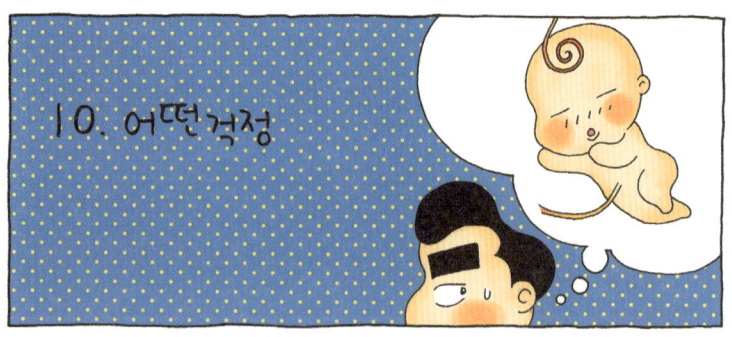

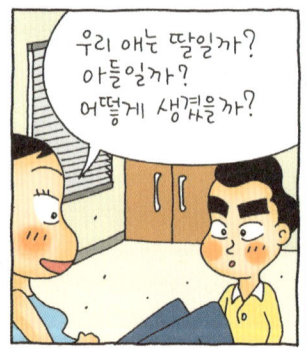
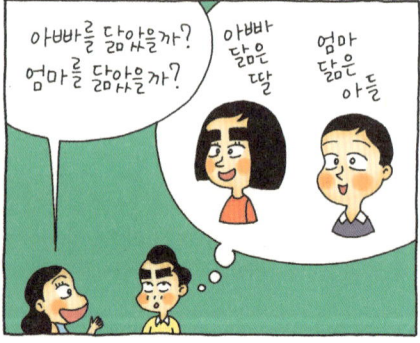

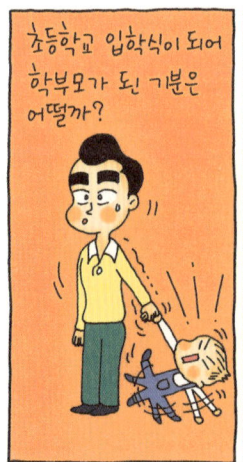
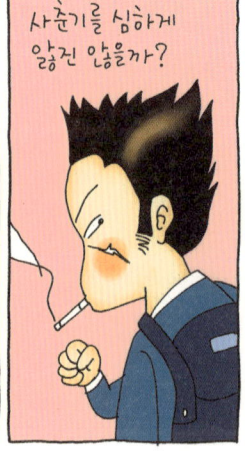
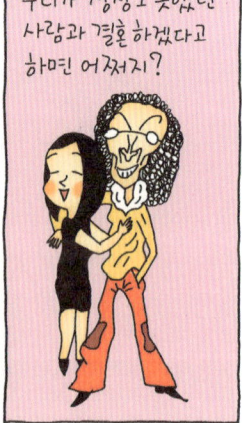

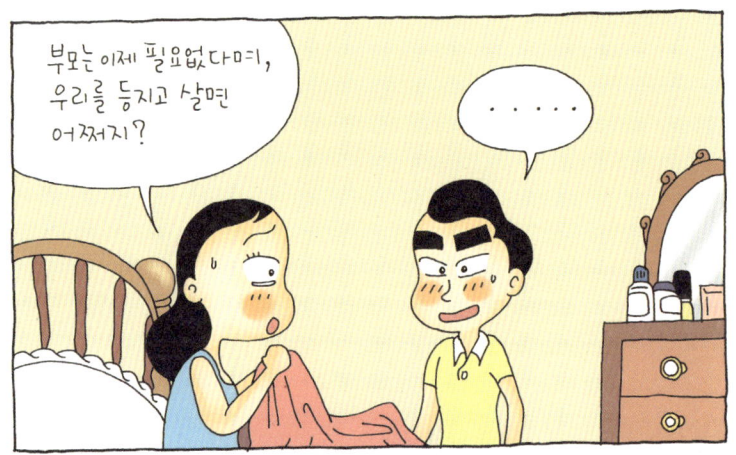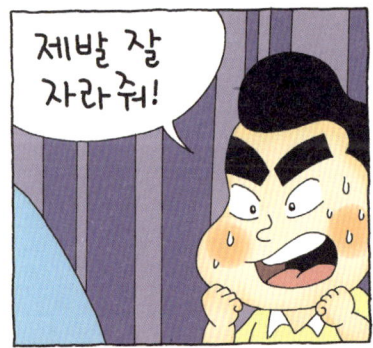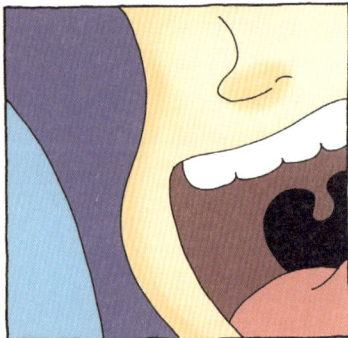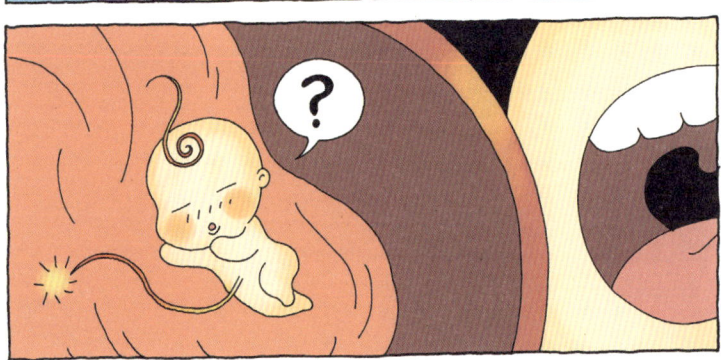

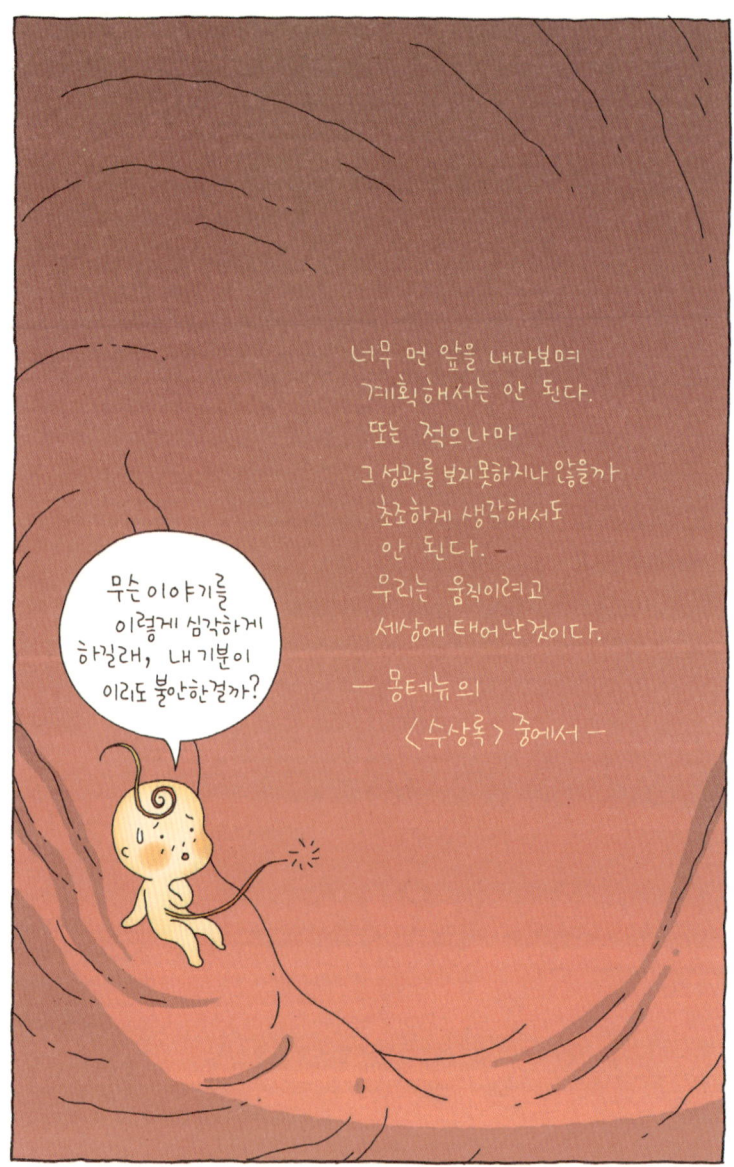

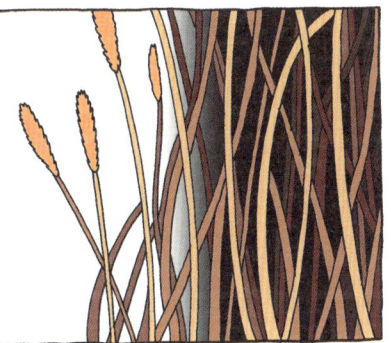

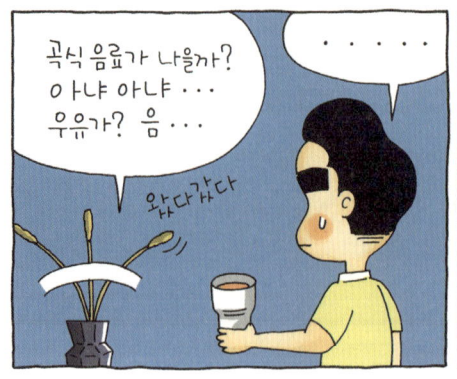
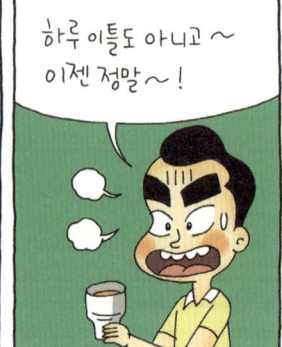
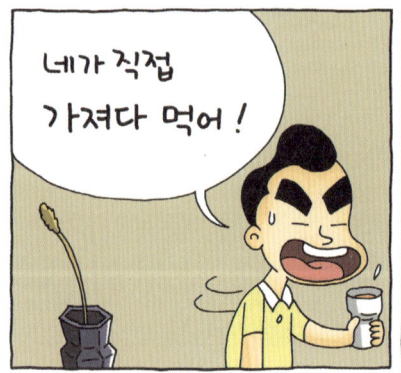
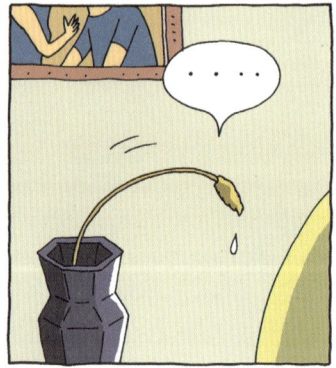
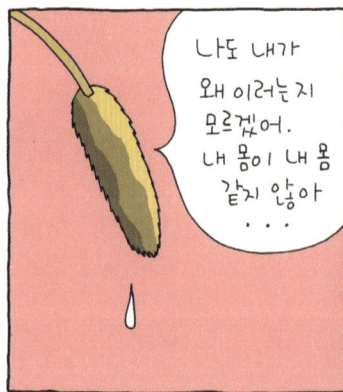
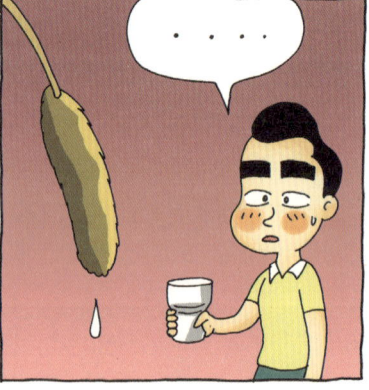

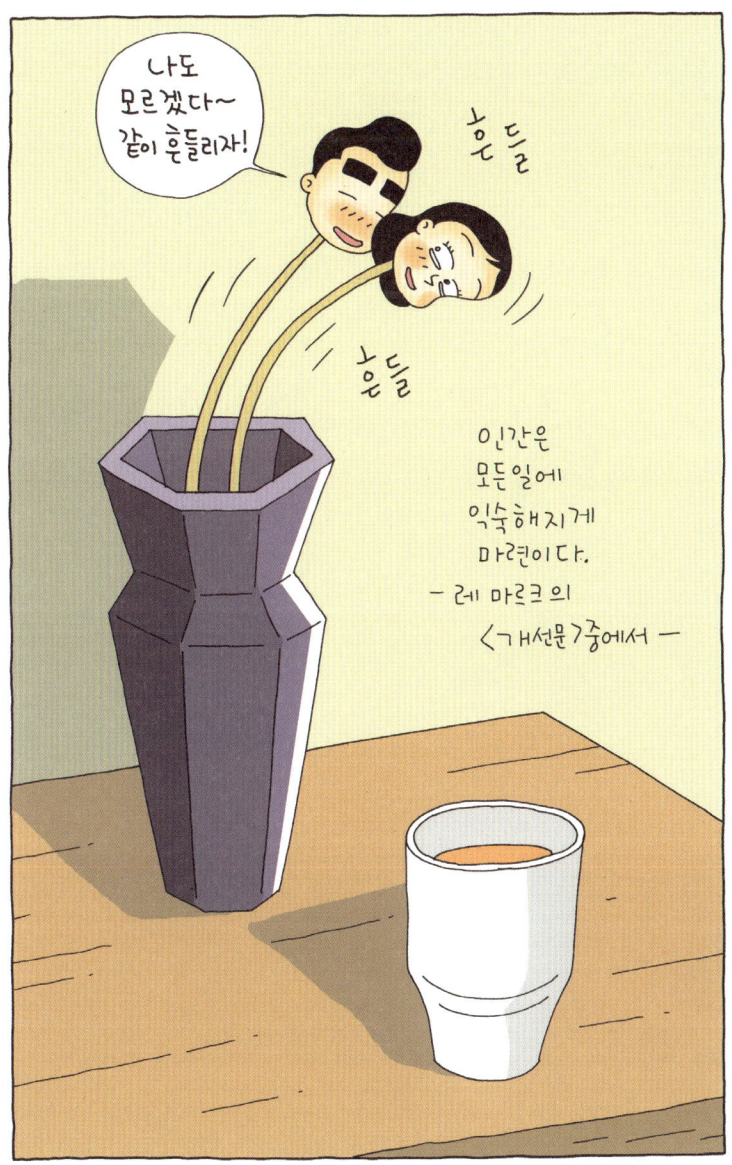

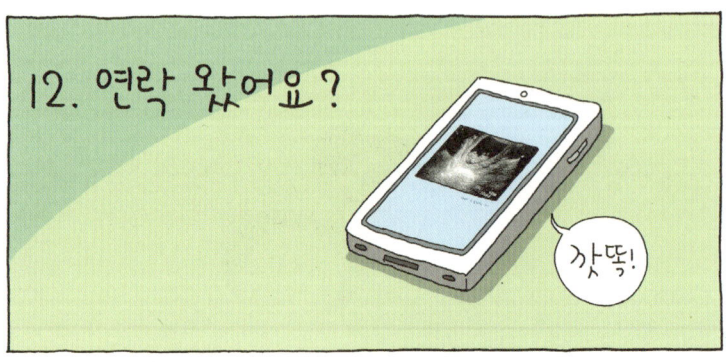

12. 연락 왔어요?

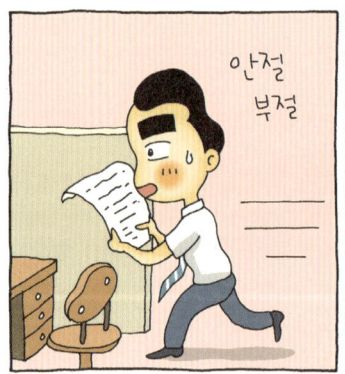
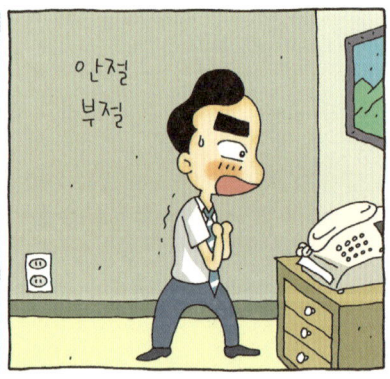
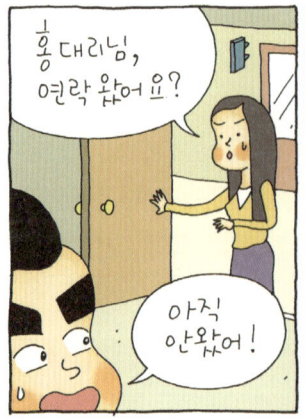
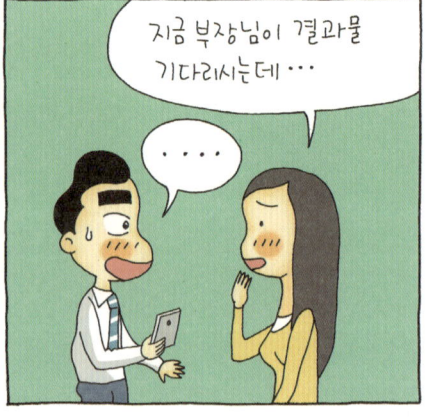

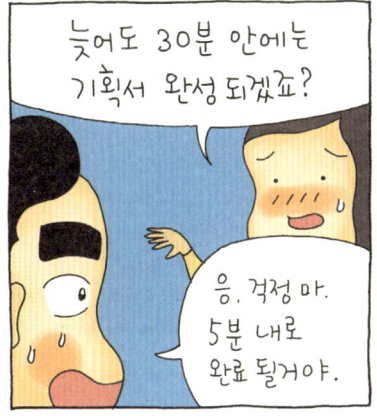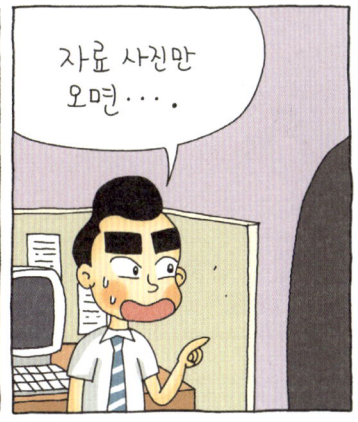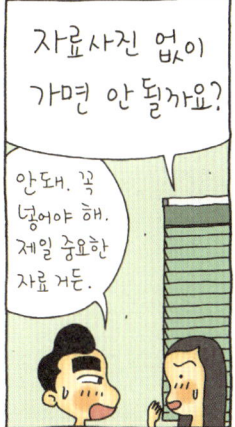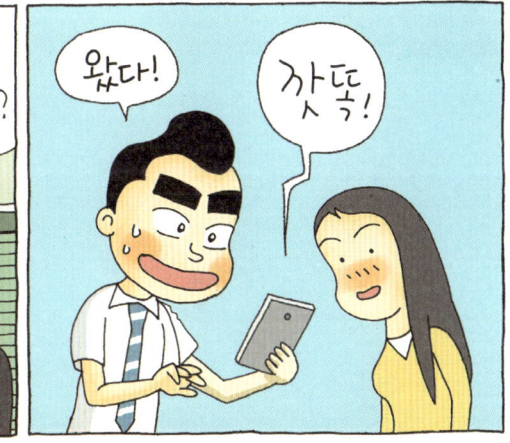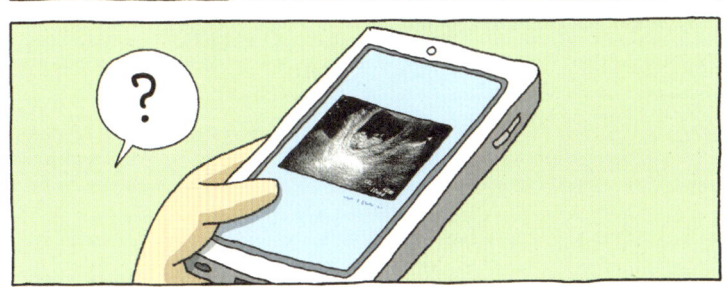

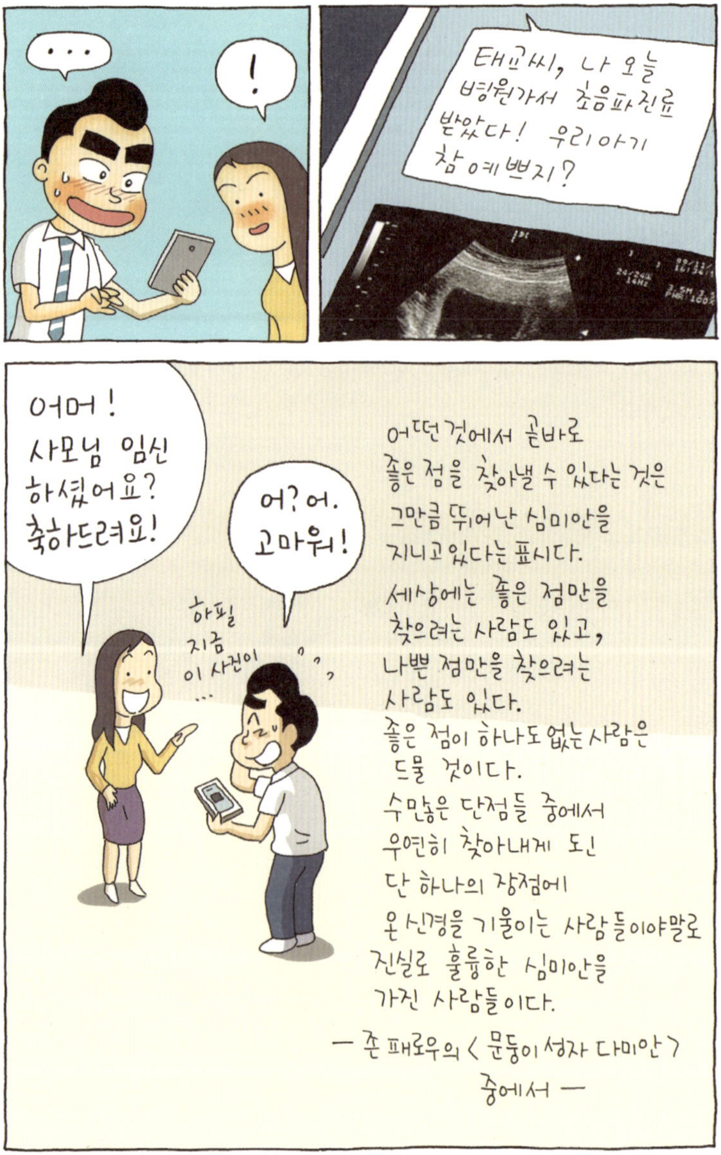

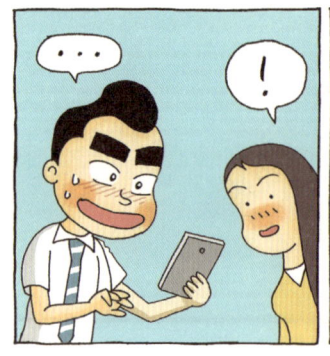
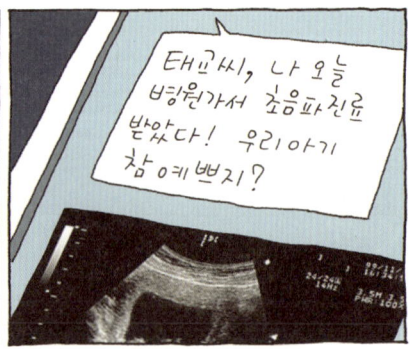

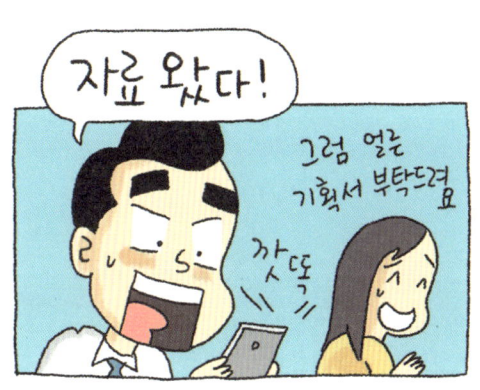

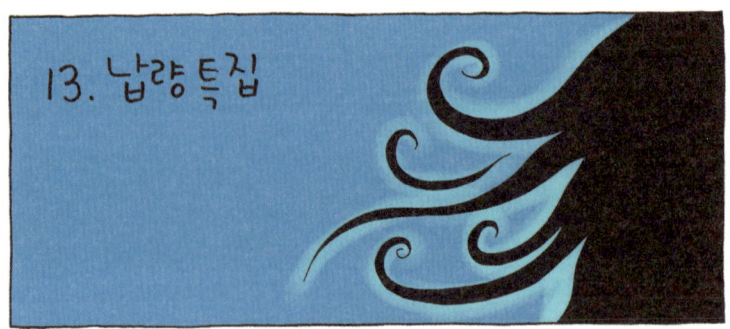

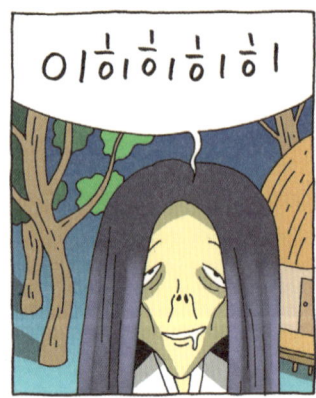

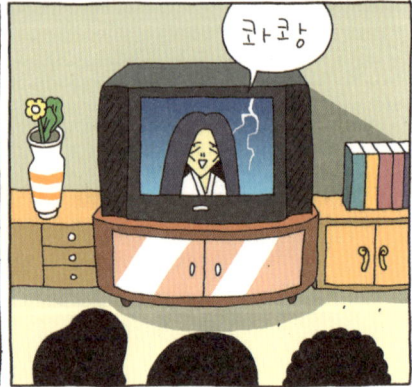

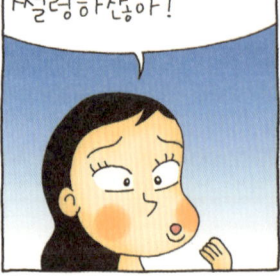

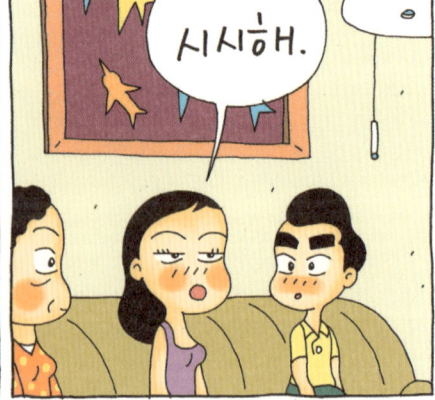

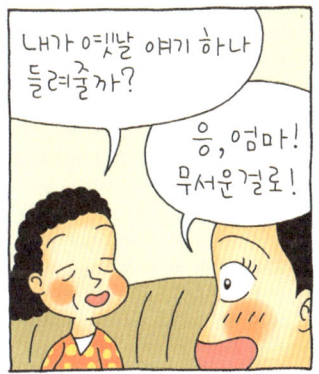
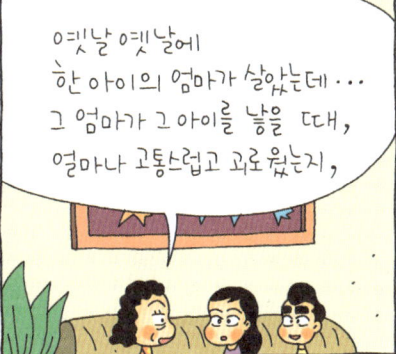
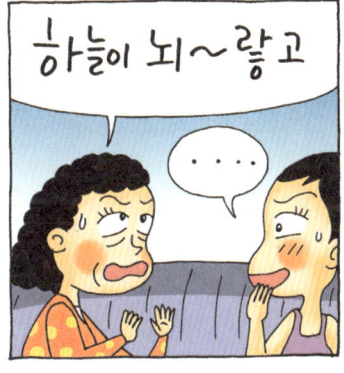
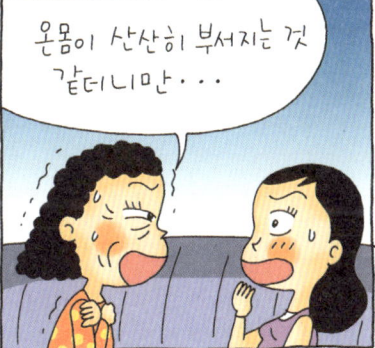
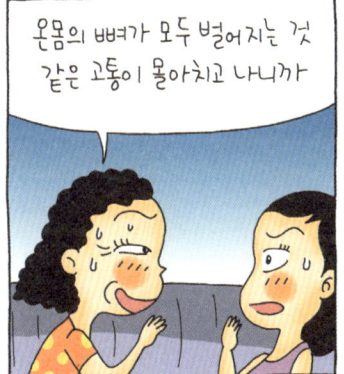
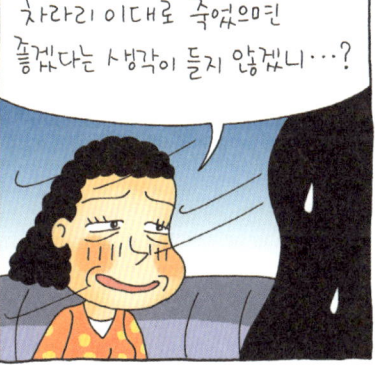

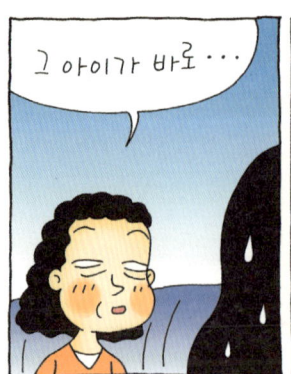
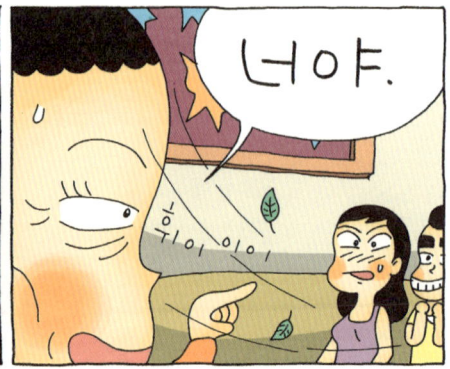
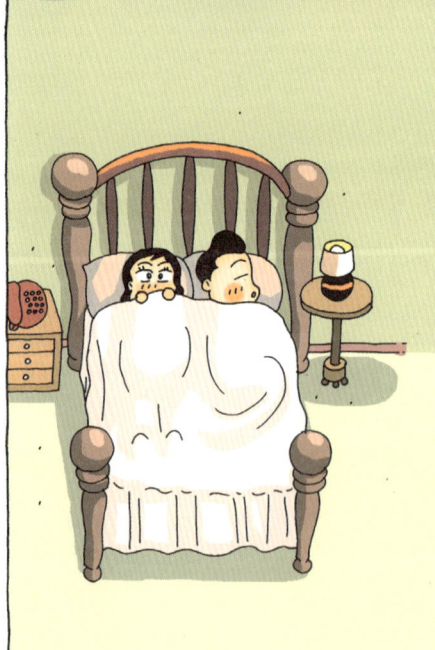

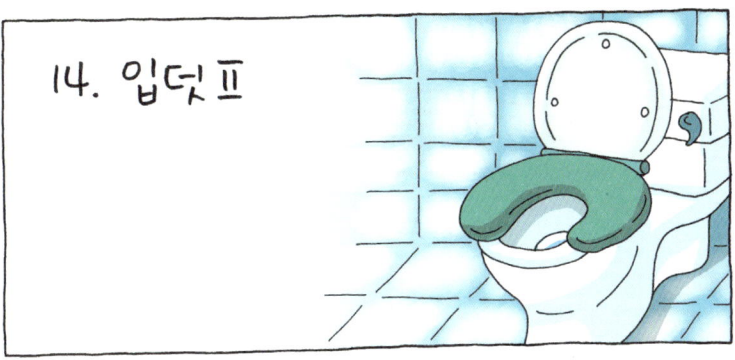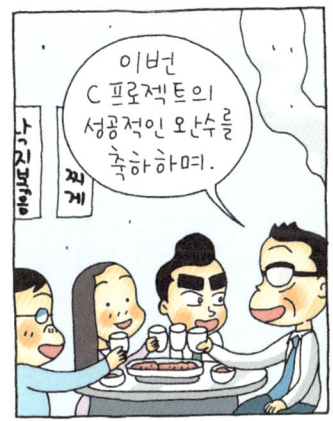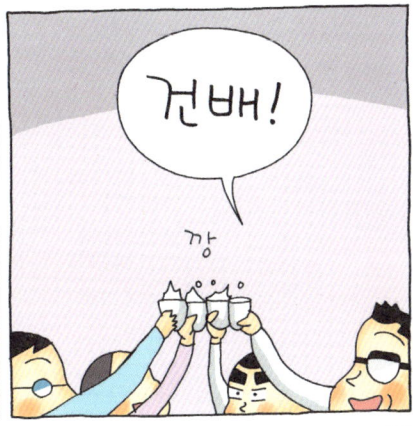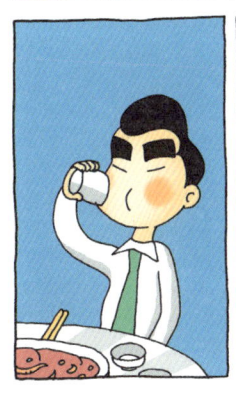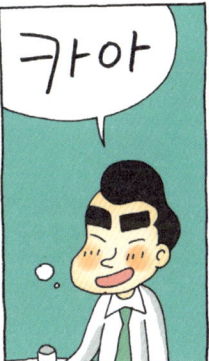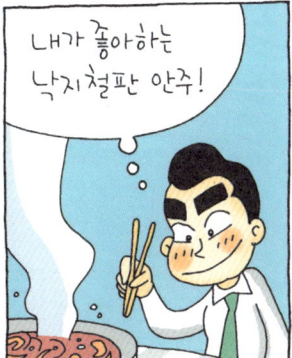

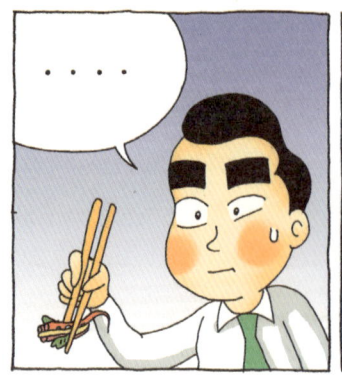
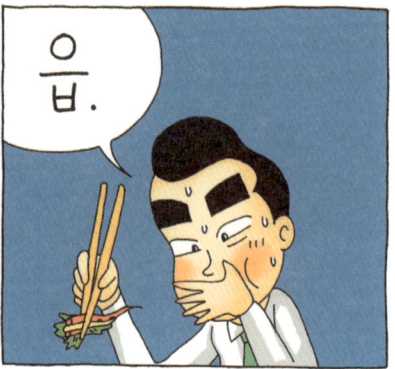
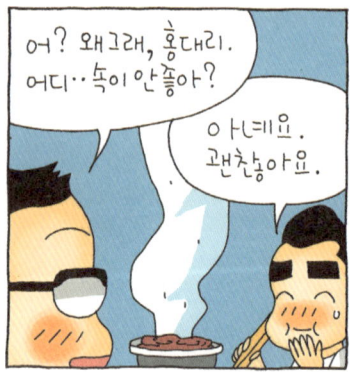
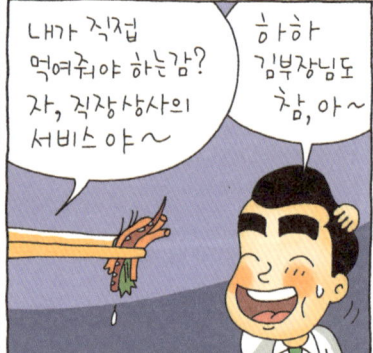
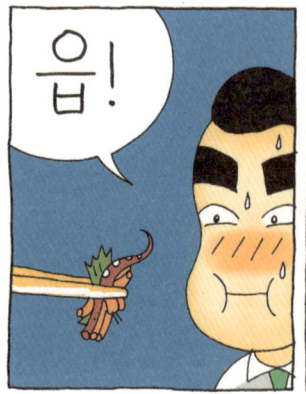
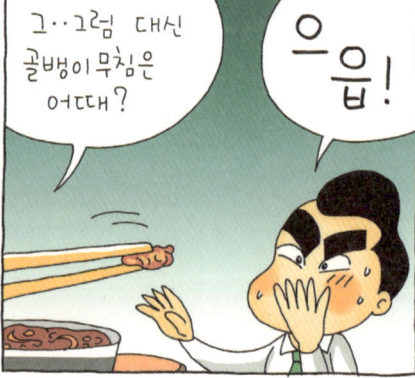

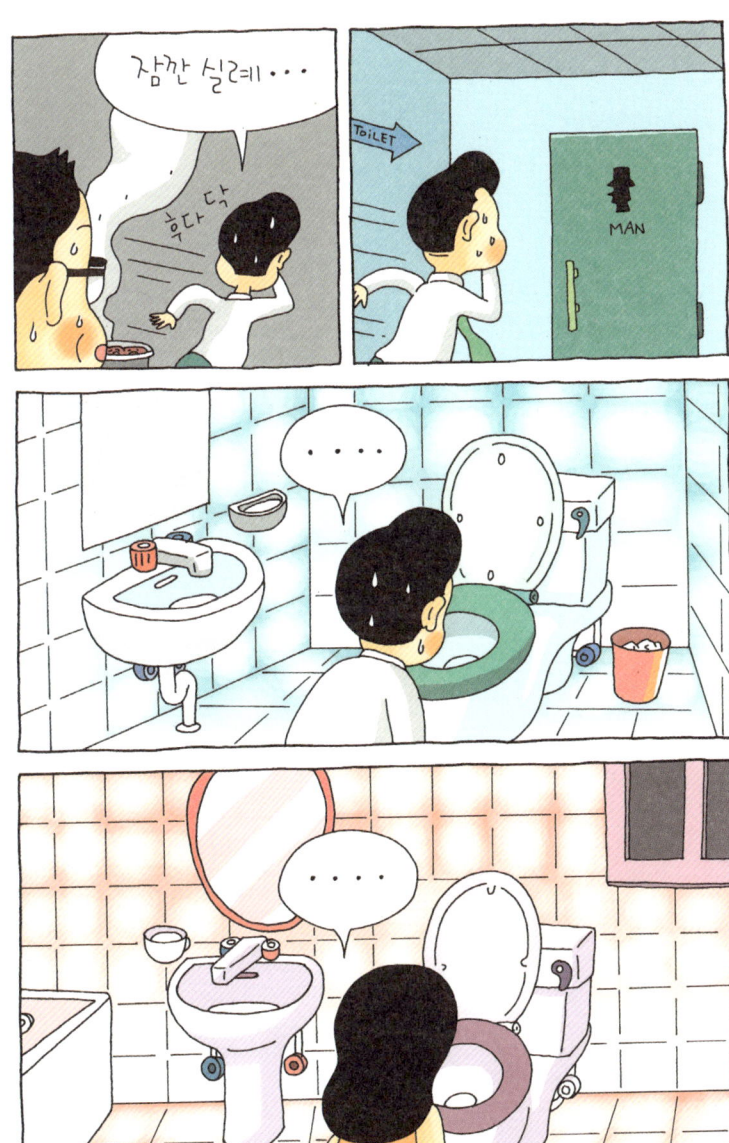

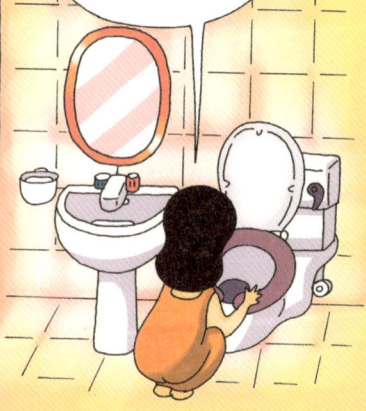

낙지볶음하고
골뱅이무침 만들다가
이게 웬 난리야‥읍!
어떤 산모는
남편이 대신 입덧
한다던데‥‥

비를 맞으며
걷는 사람에겐
우산보다
함께 걸어줄 누군가가
필요한 것임을,
울고 있는 사람에겐
손수건 한 장보다
기대어 울 수 있는
한 가슴이
더욱 필요하다는 것임을
그대를
만나고서부터
깨달을 수 있었습니다.

— 이정하의
〈너는 눈부시지만
　　나는 눈물겹다〉
　　　　　중에서 —

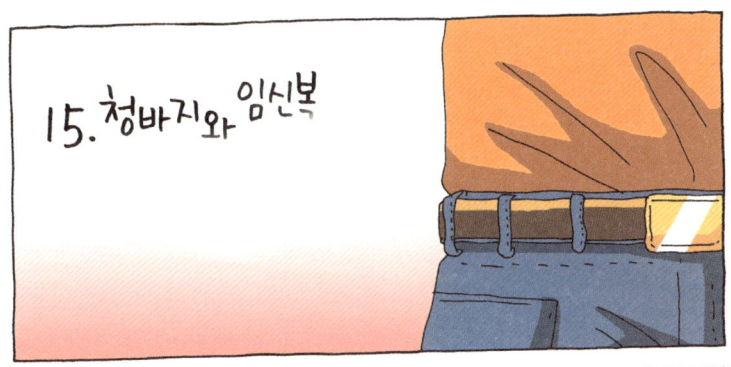

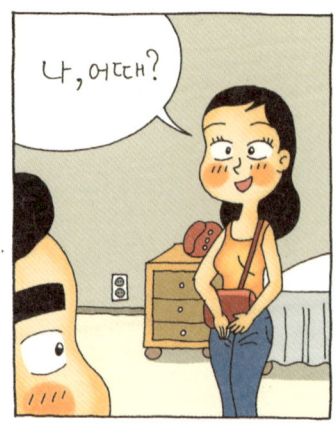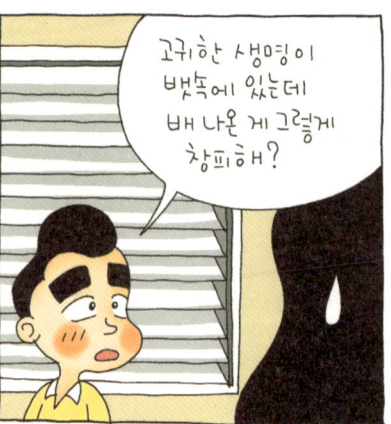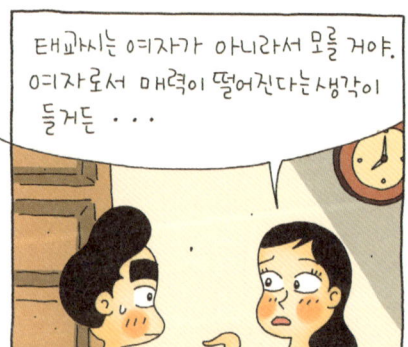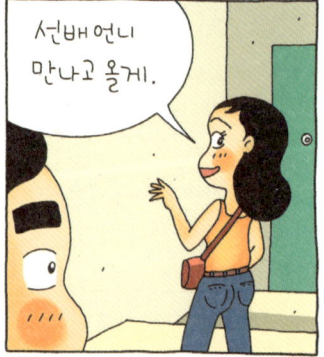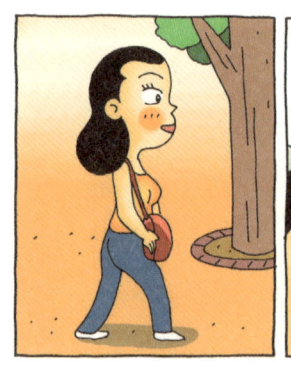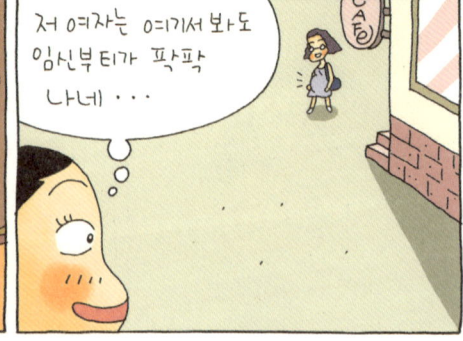

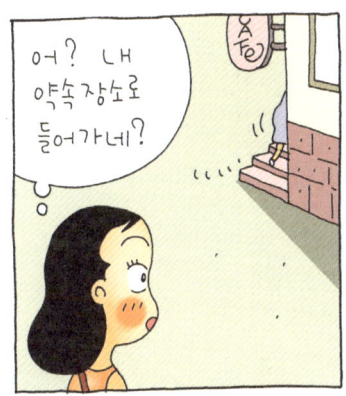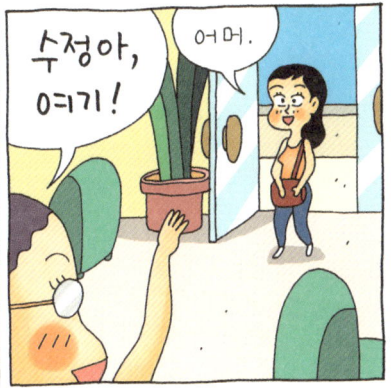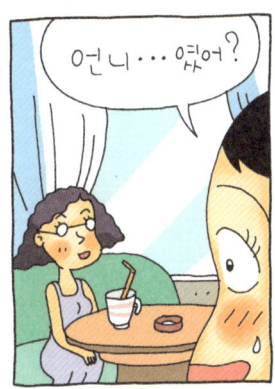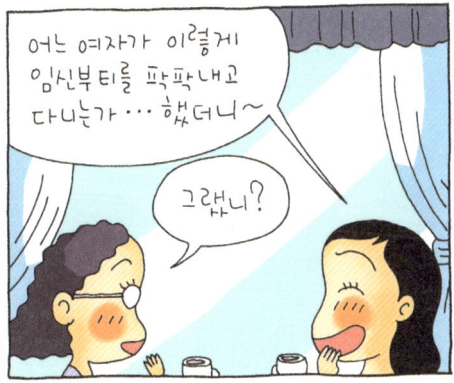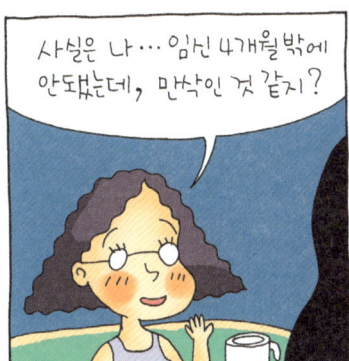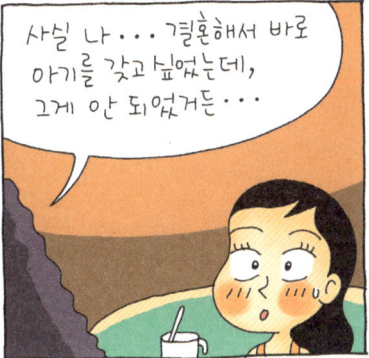

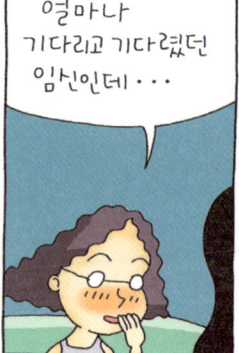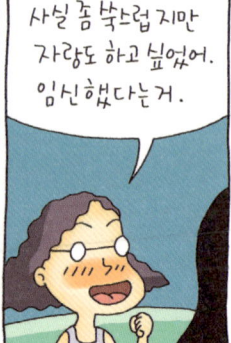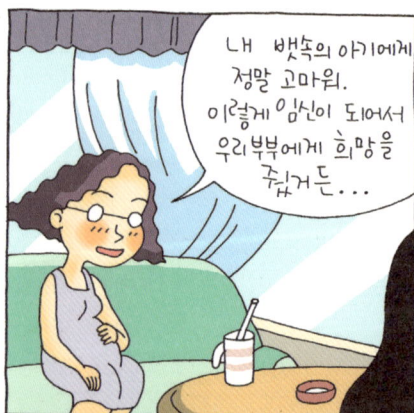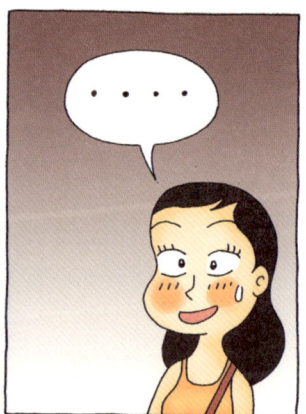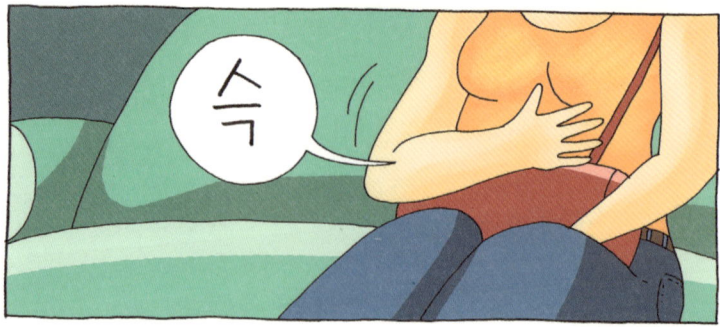

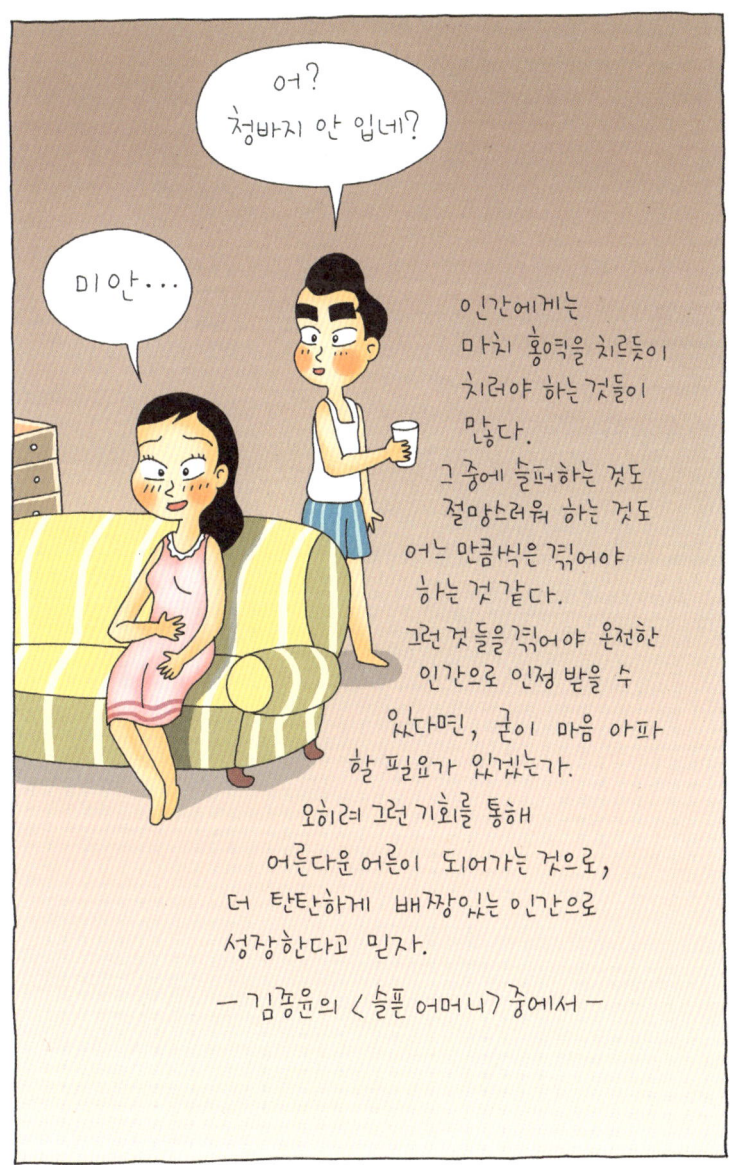

한 계단씩 오르는 사랑의 탑.
사랑은 한 계단씩
차근차근 밟고 오르는 탑.
한꺼번에 점프할 생각은 아예 마세요.
아무리 사랑에 목마르고 배고파도
서두르지 마세요.
사랑은 밥짓는것과 같아요.
쌀을 씻고, 앉히고, 열을 들이고, 뜸을 들이고…
속성의 밥은 문제가 있게
마련입니다.
— 정채봉의〈사랑을 묻는 당신에게〉
중에서 —

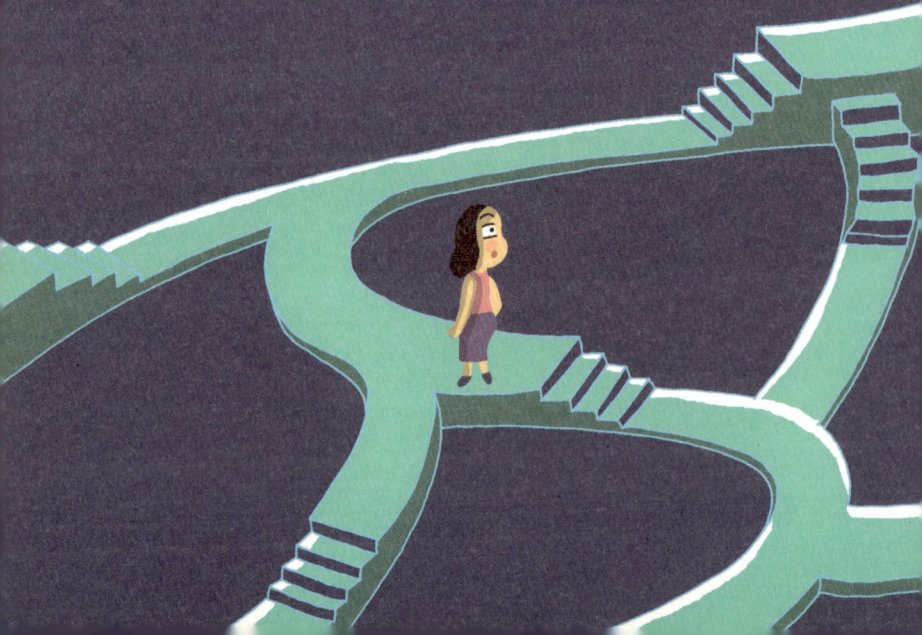

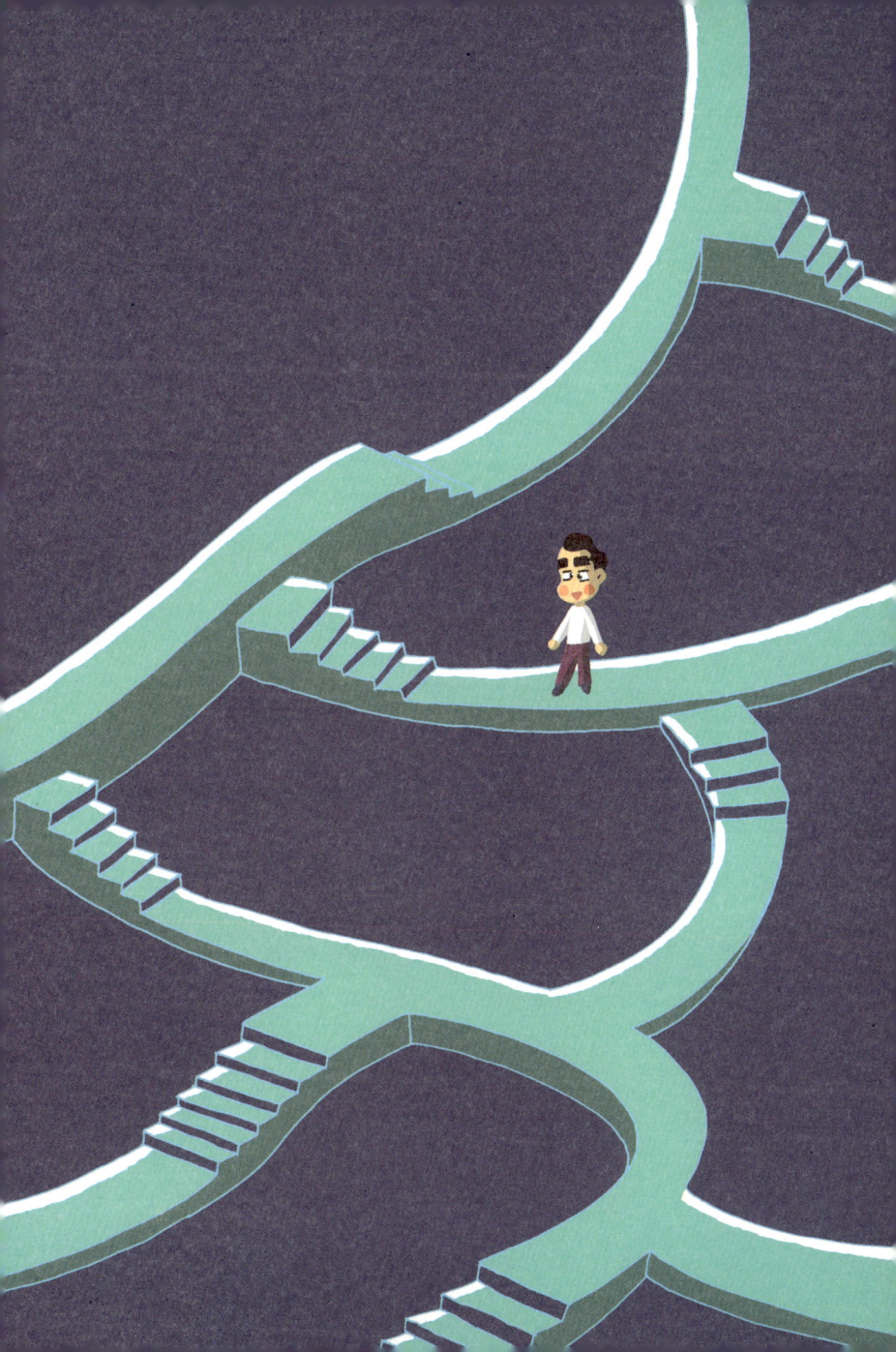

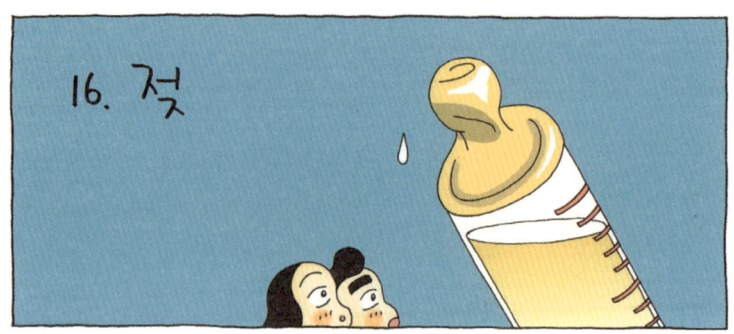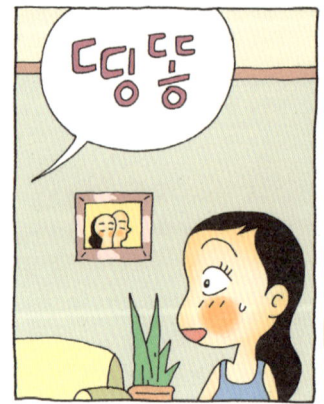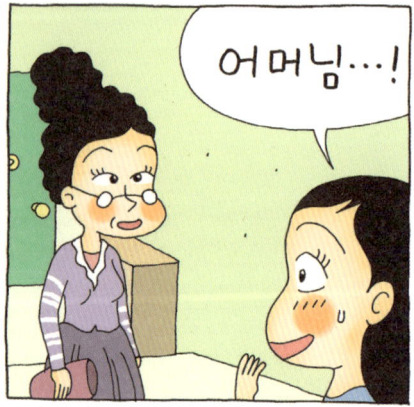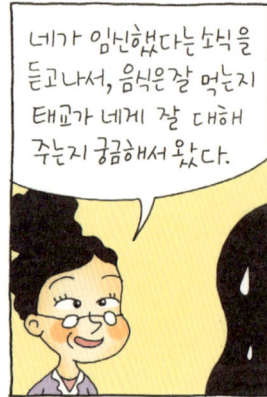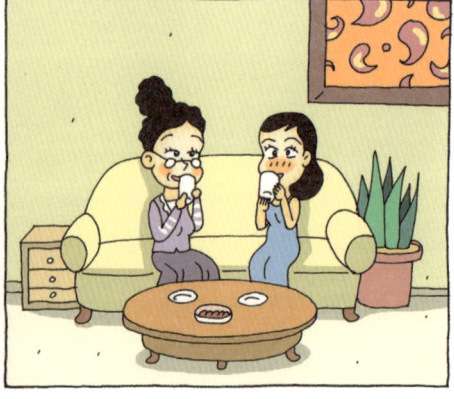

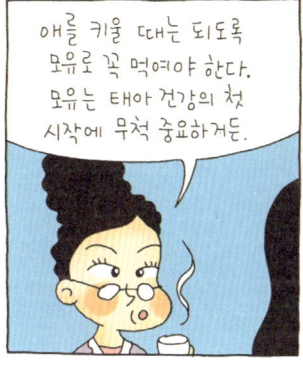
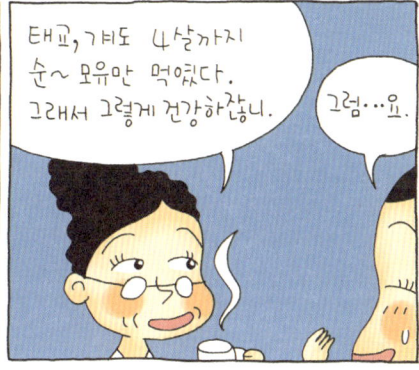
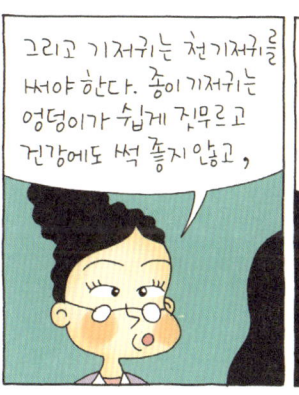
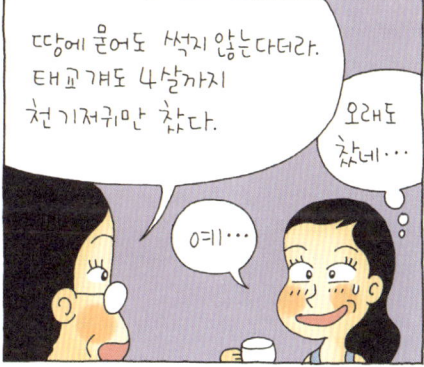
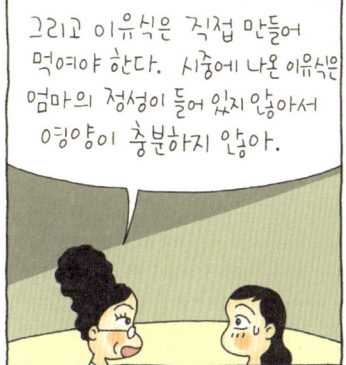
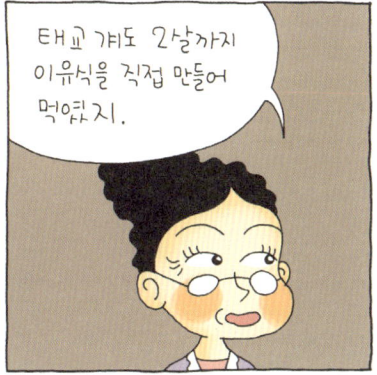

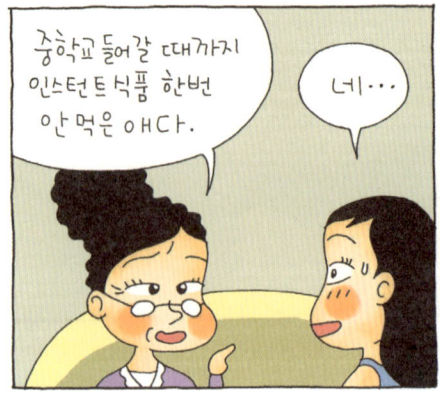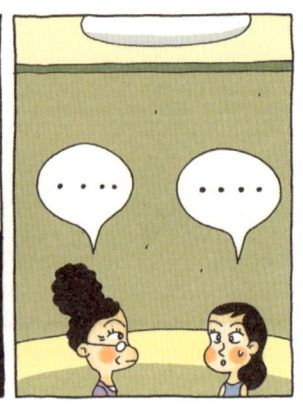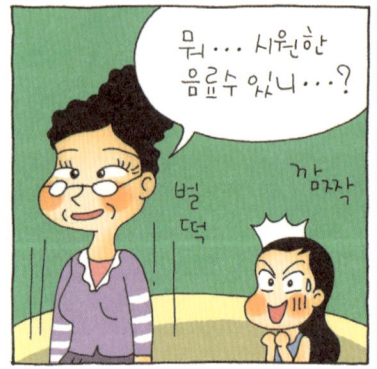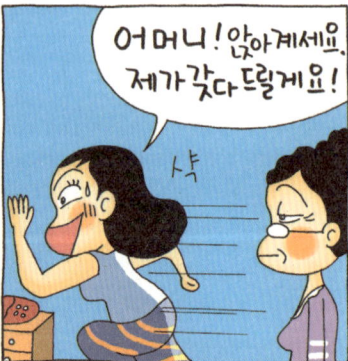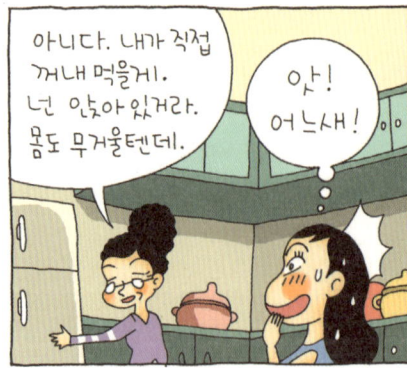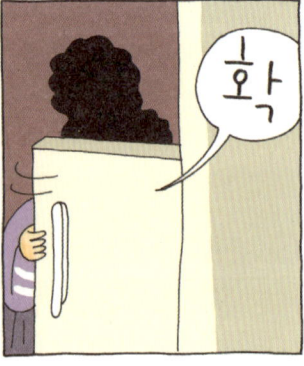

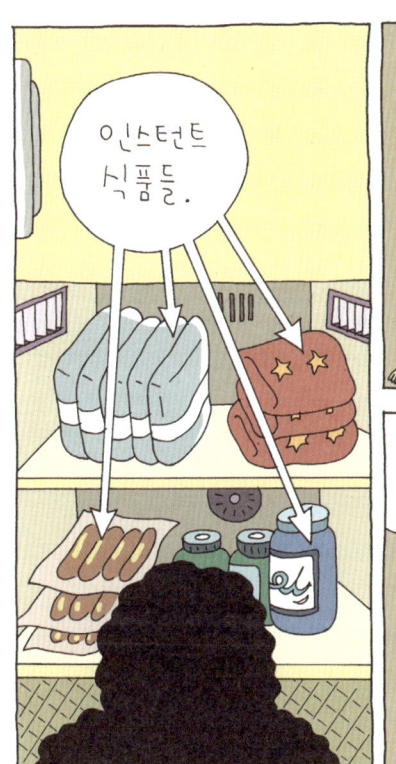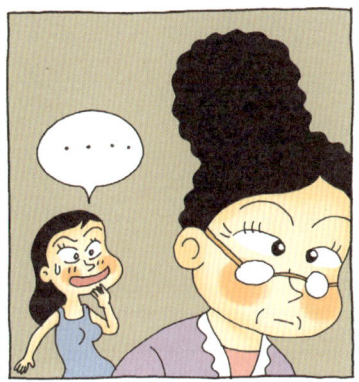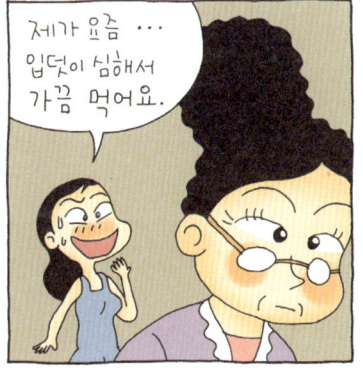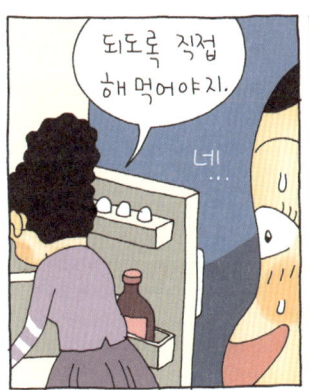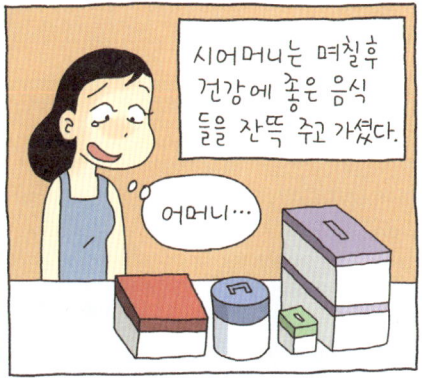

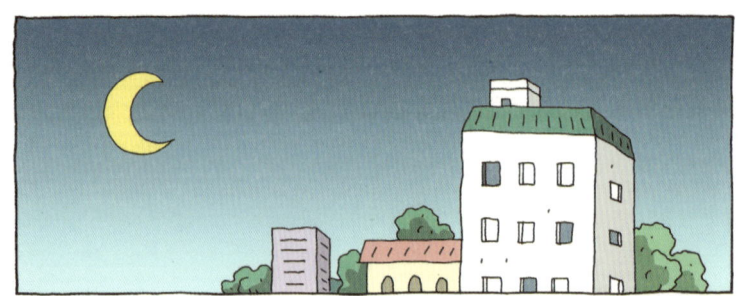
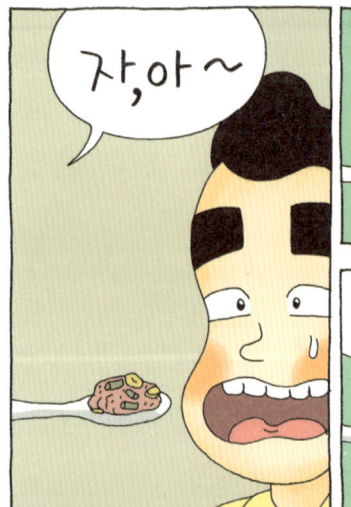
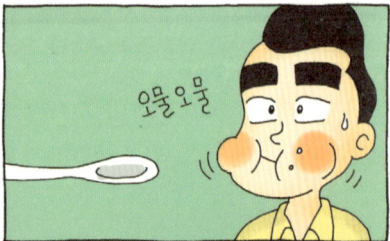
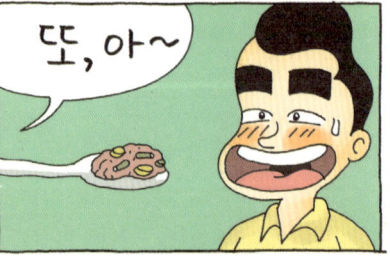
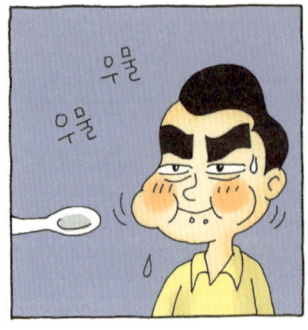
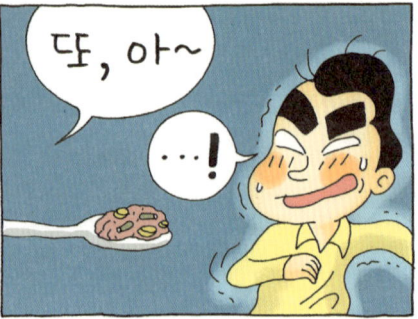

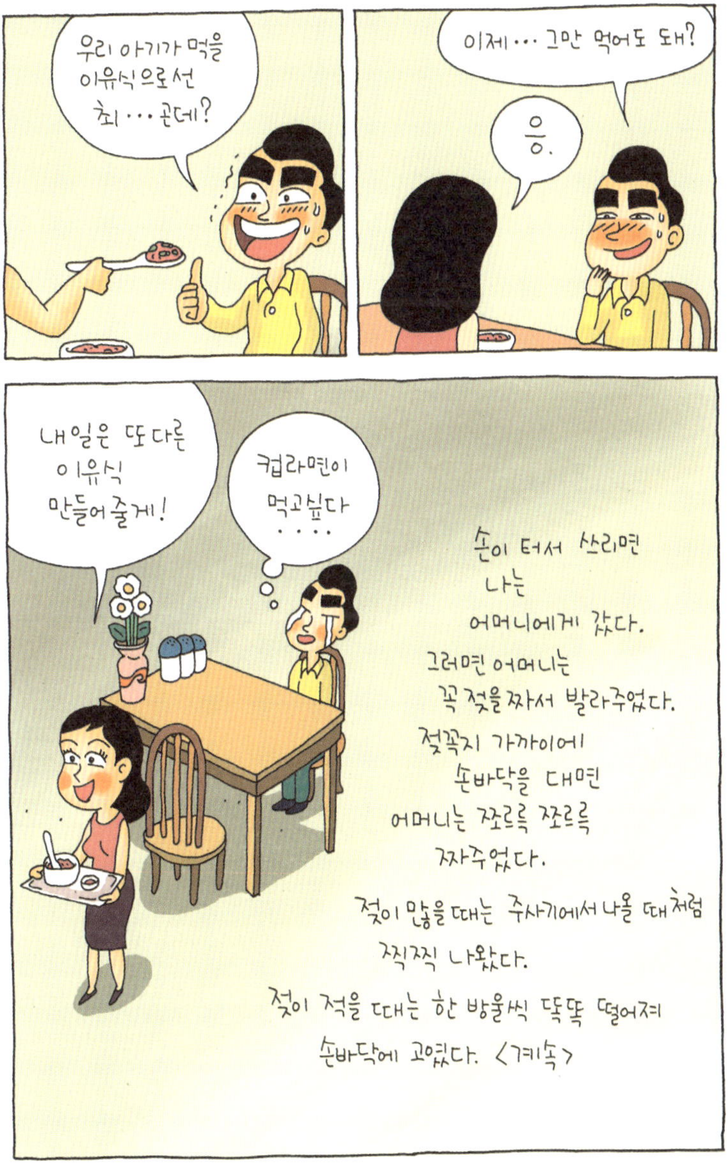

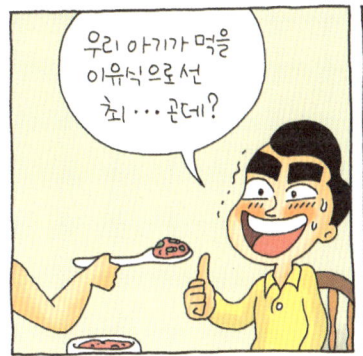
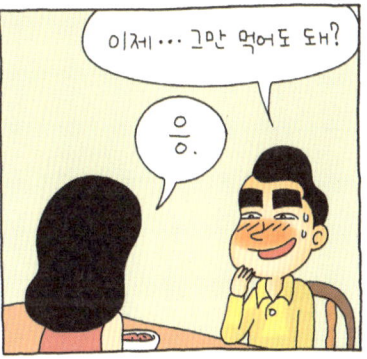

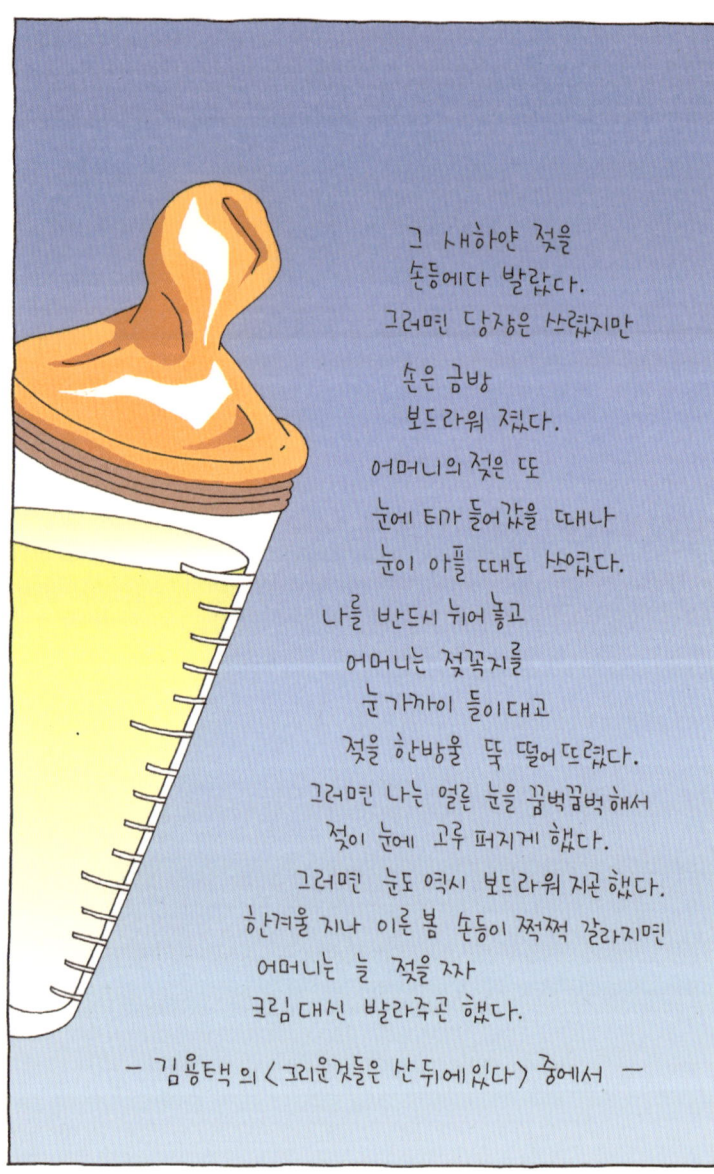

그 새하얀 젖을
손등에다 발랐다.
그러면 당장은 쓰렸지만

손은 금방
보드라워 졌다.
어머니의 젖은 또
눈에 티가 들어갔을 때나
눈이 아플 때도 쓰였다.

나를 반드시 뉘어 놓고
어머니는 젖꼭지를
눈 가까이 들이대고
젖을 한방울 뚝 떨어뜨렸다.
그러면 나는 얼른 눈을 끔벅끔벅 해서
젖이 눈에 고루 퍼지게 했다.
그러면 눈도 역시 보드라워 지곤 했다.
한겨울 지나 이른 봄 손등이 쩍쩍 갈라지면
어머니는 늘 젖을 짜자
크림 대신 발라주곤 했다.

— 김용택의 〈그리운것들은 산뒤에 있다〉 중에서 —

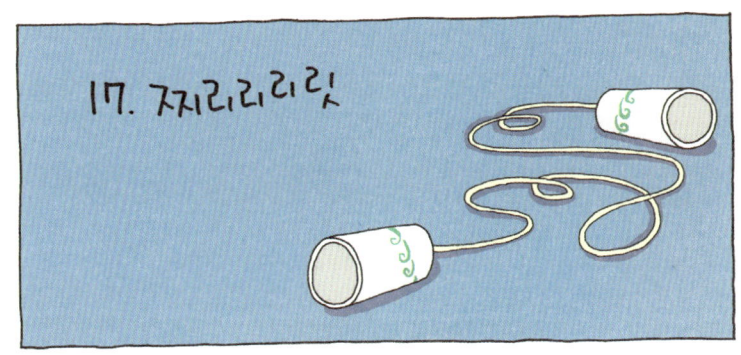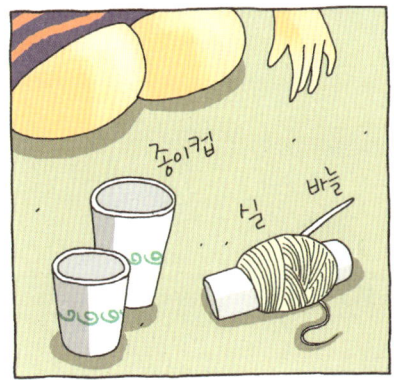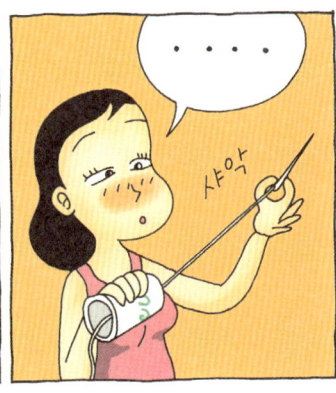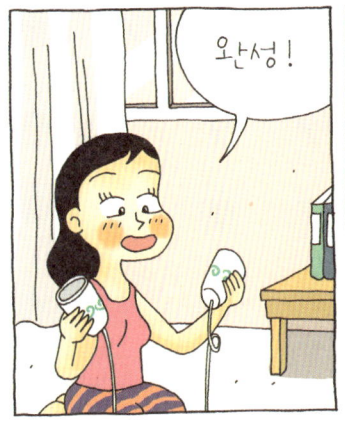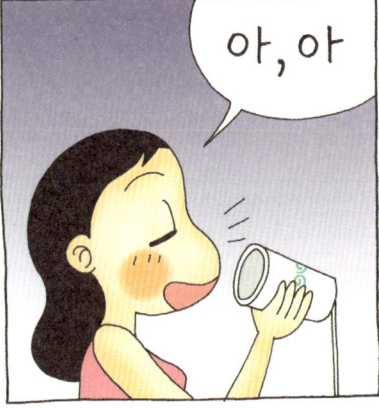

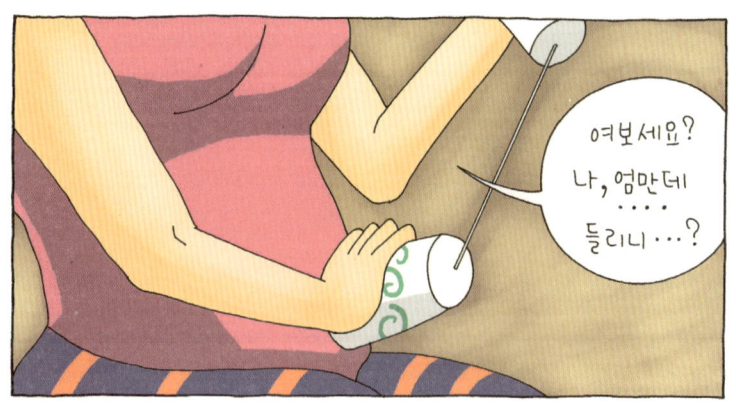
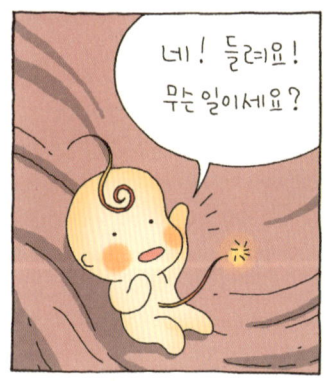
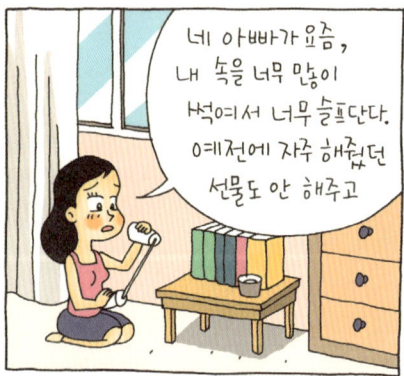
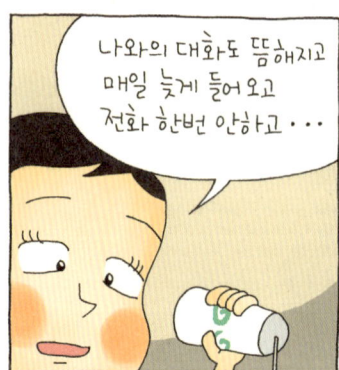
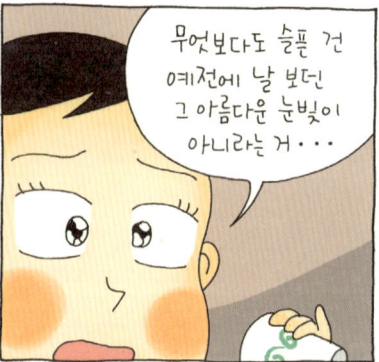

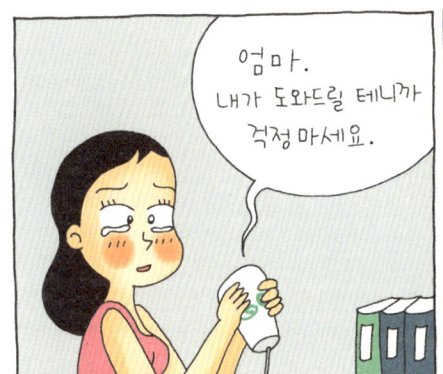
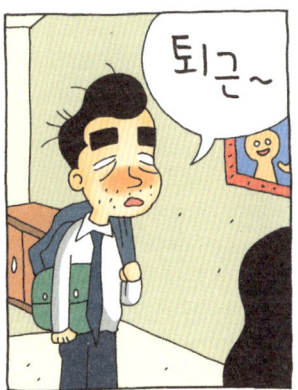
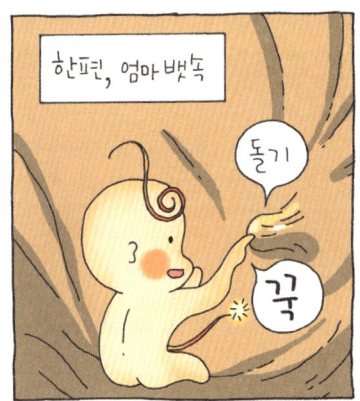
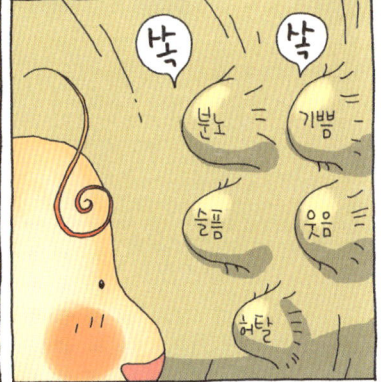
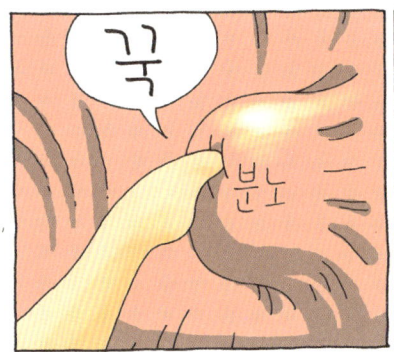
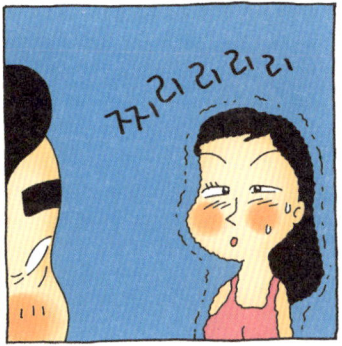

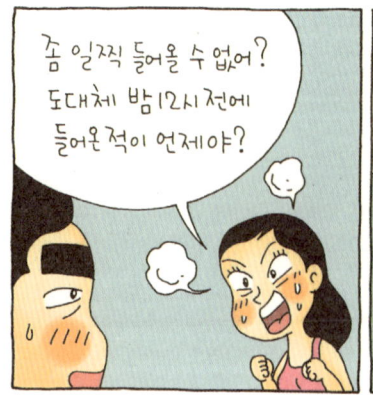
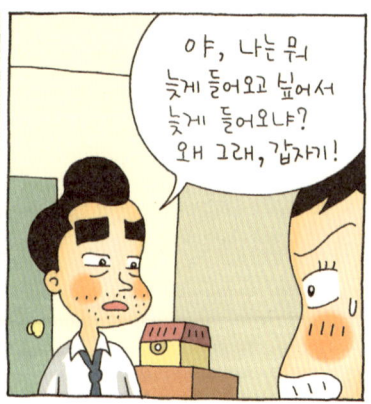
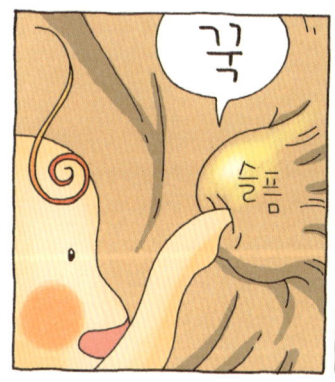
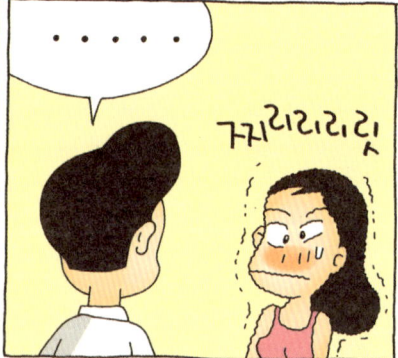
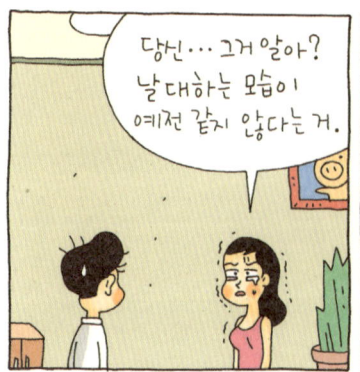
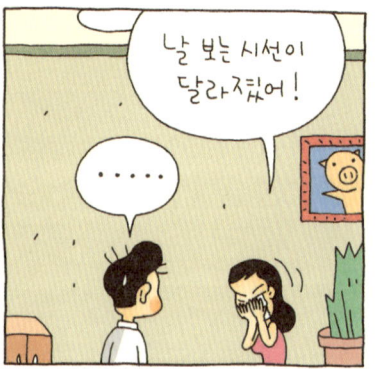

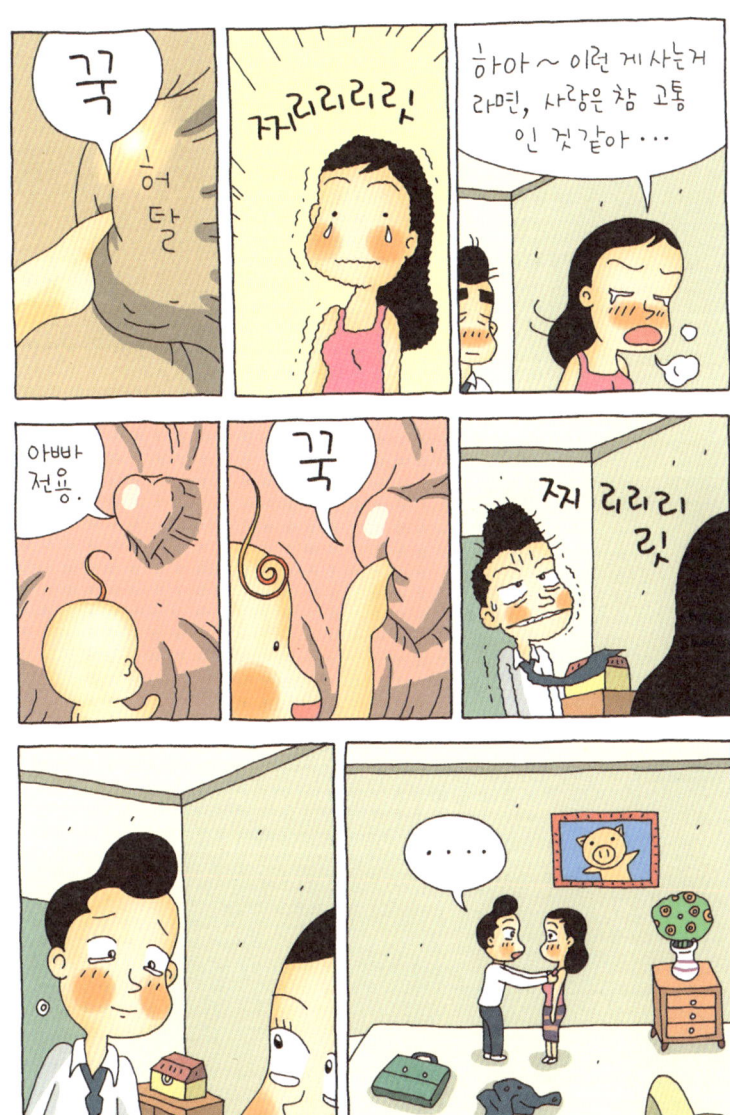

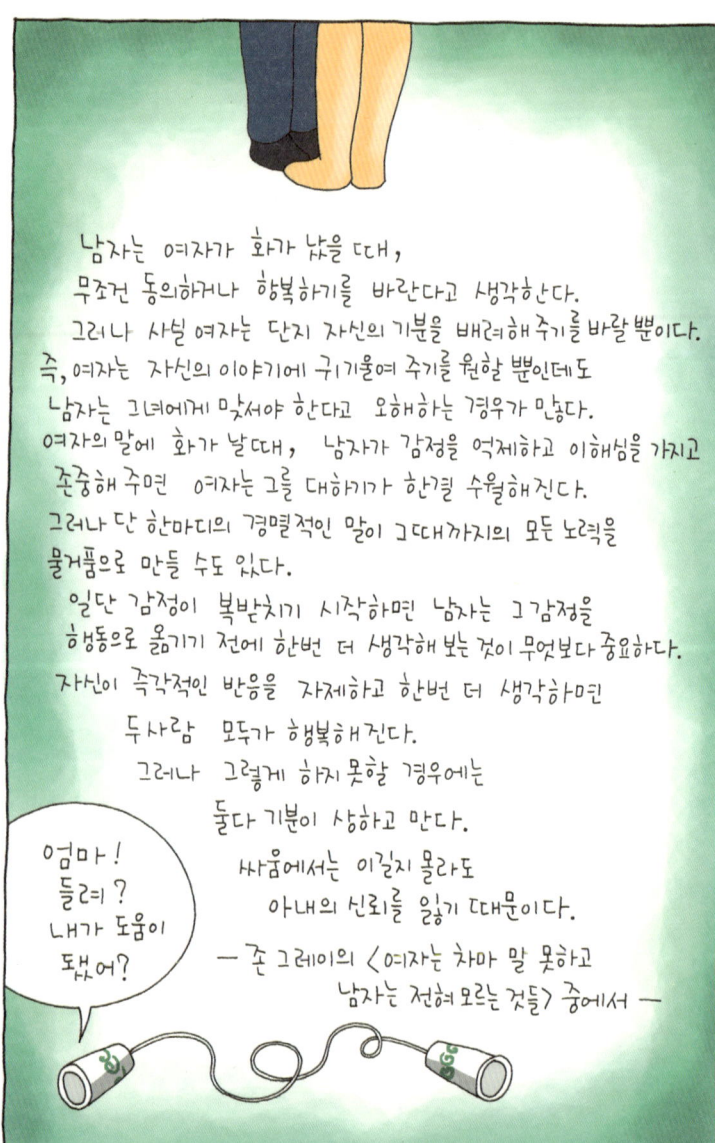

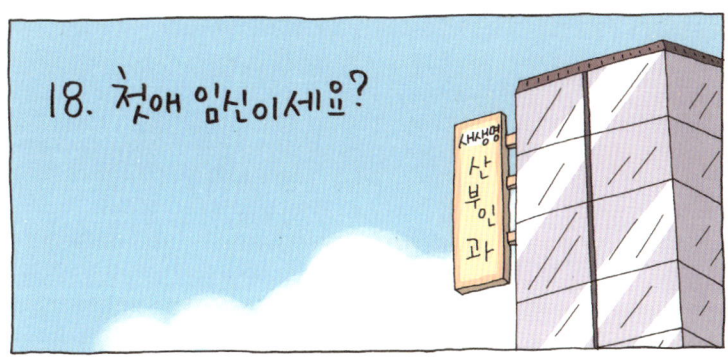
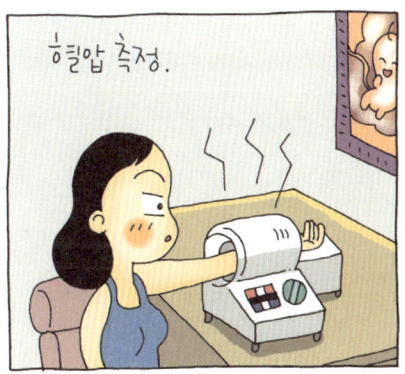
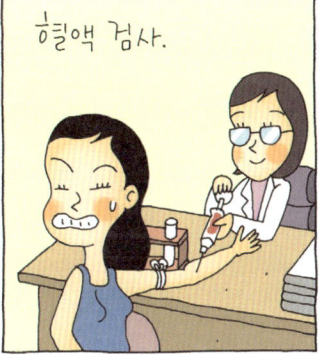
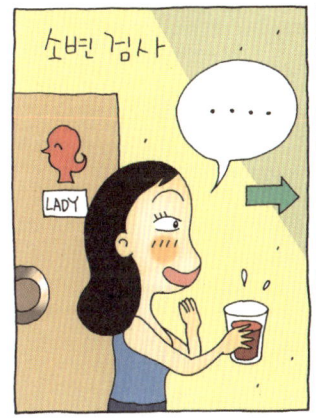
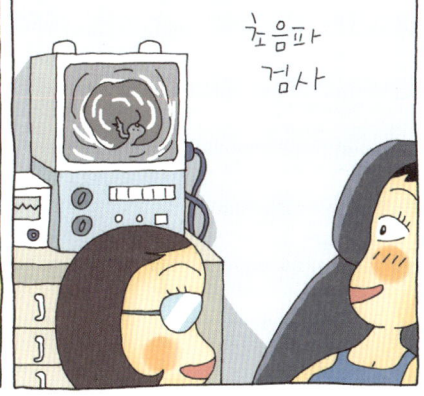

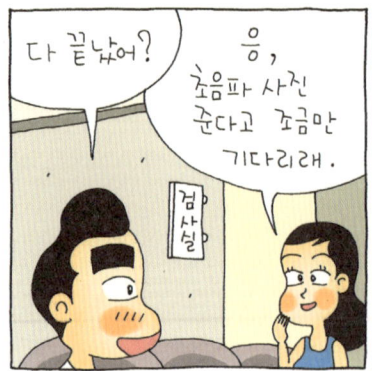
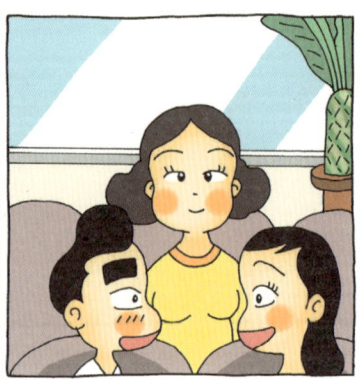
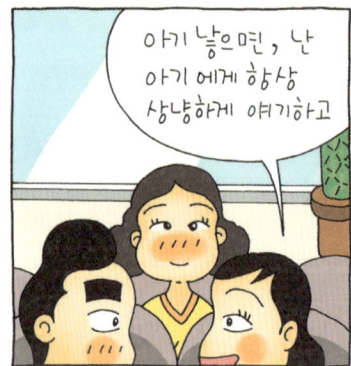
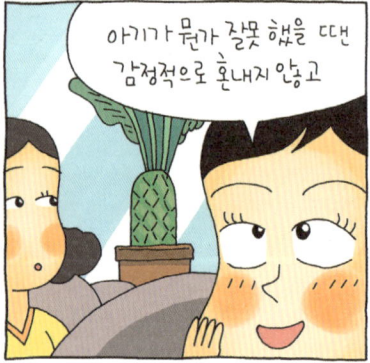
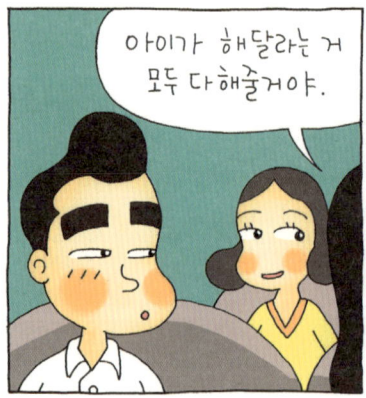
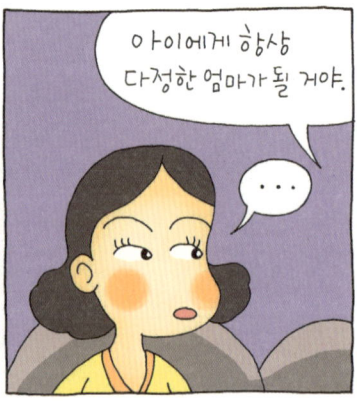

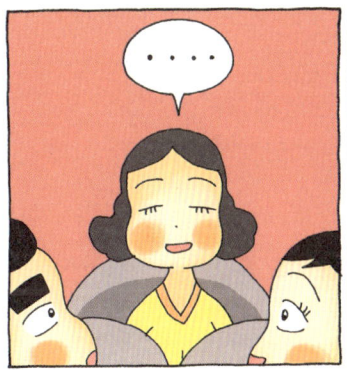
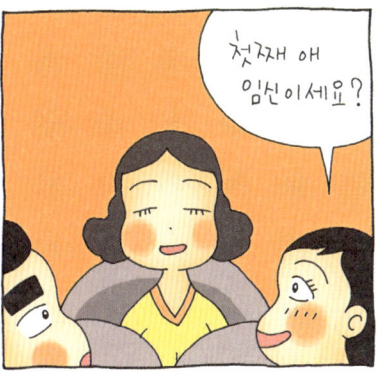
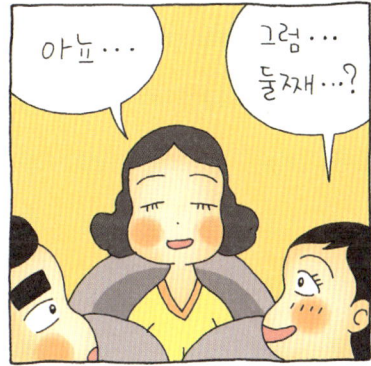
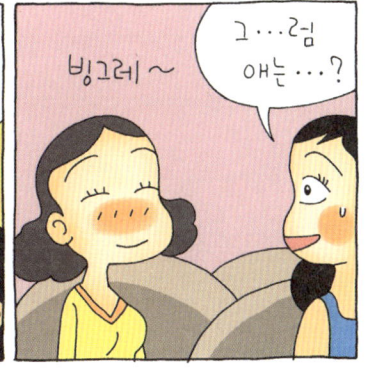
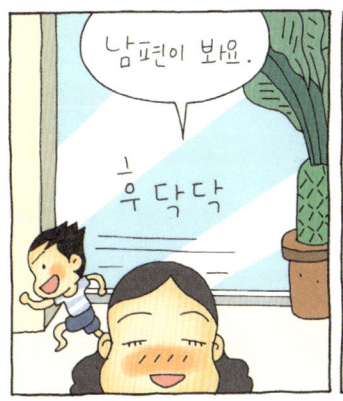
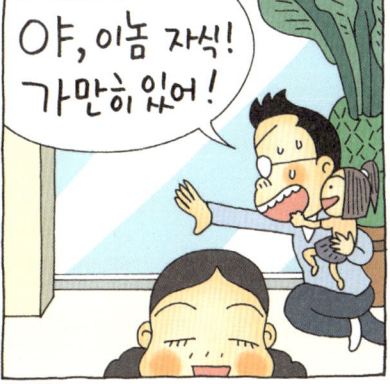

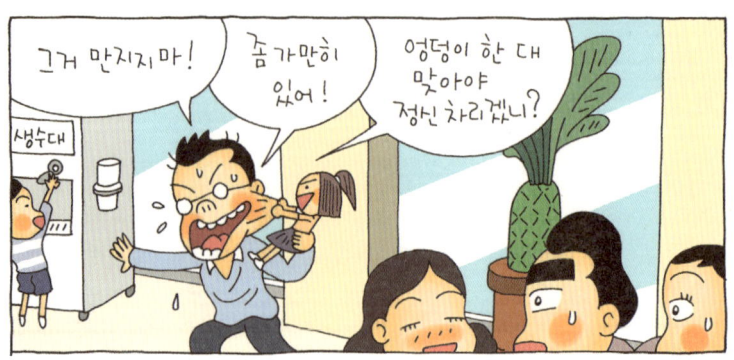

세상을 밝게 보는 사람도 있고
어둡게 보는 사람도 있다.
빛과 어둠이 다르듯이
서로 다르긴 하지만
각자의 관점에서 보면
둘 다 옳다.
그러나 세상을 보는 관점에 따라
즐거운 삶과 고통에 찬 삶,
성공적인 인생과 실패의 인생이 결정된다.
따라서 행복은 자기 안에서
찾아야 하는 것이다.

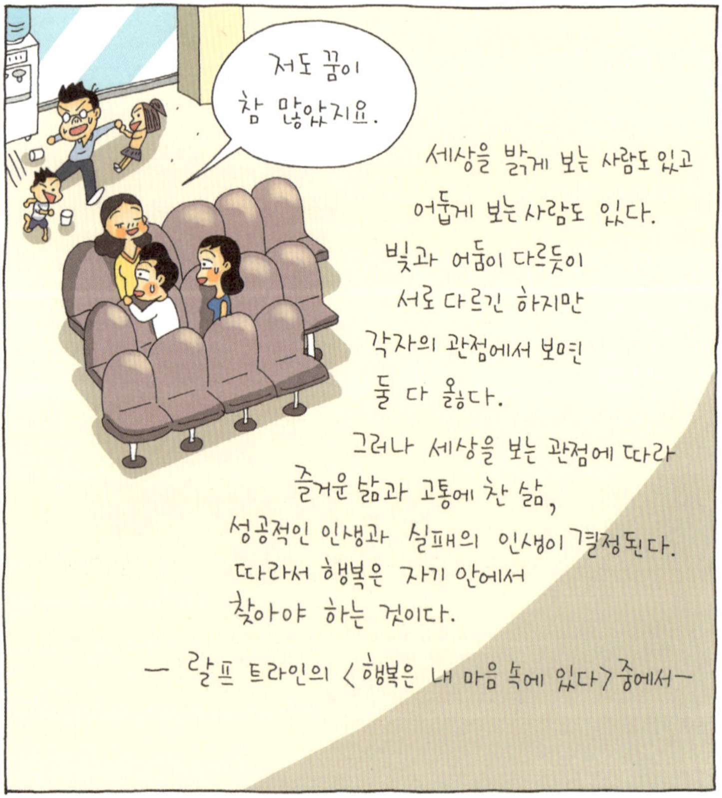

— 랄프 트라인의 〈행복은 내 마음 속에 있다〉 중에서 —

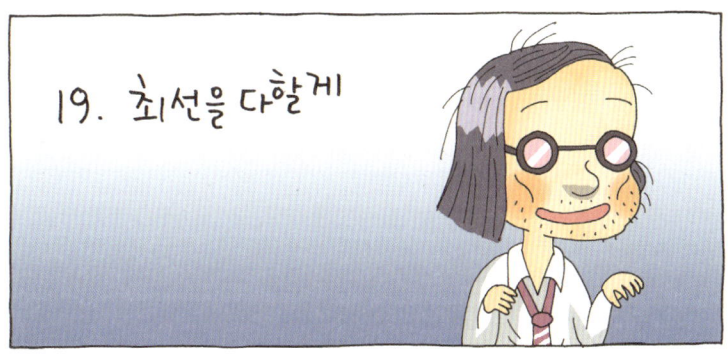

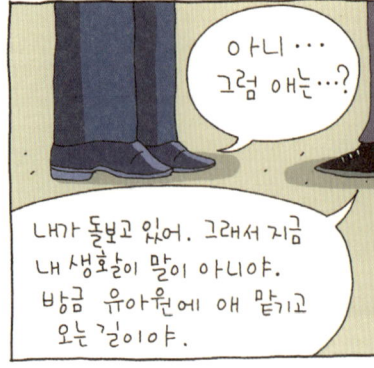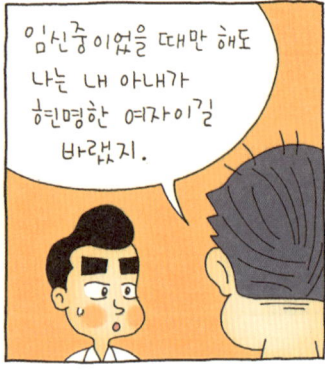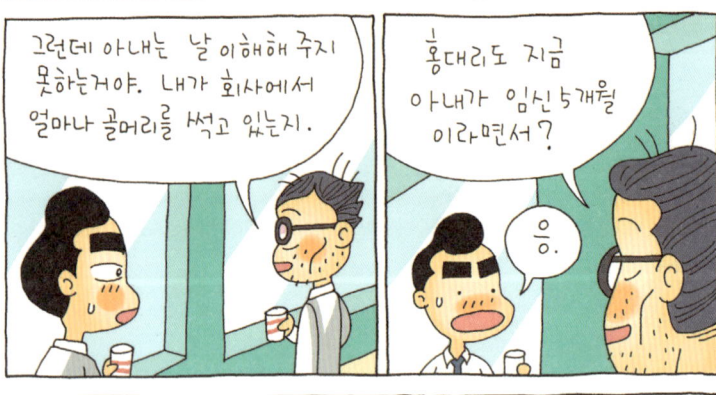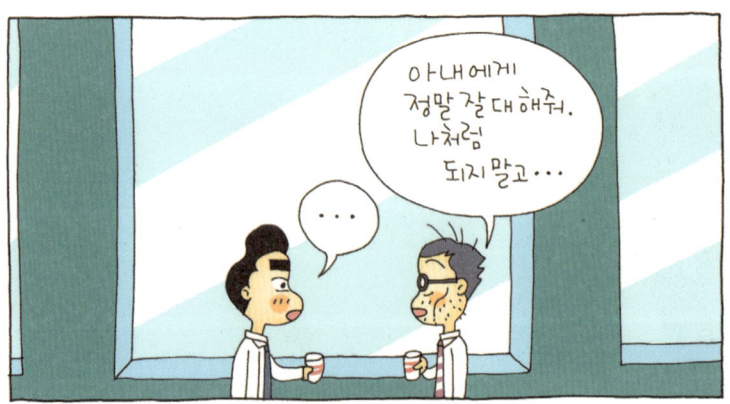

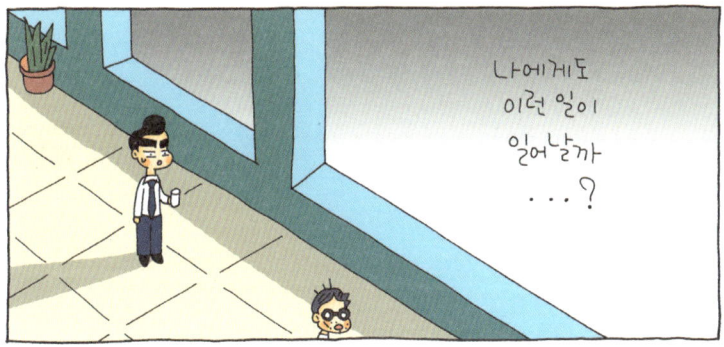
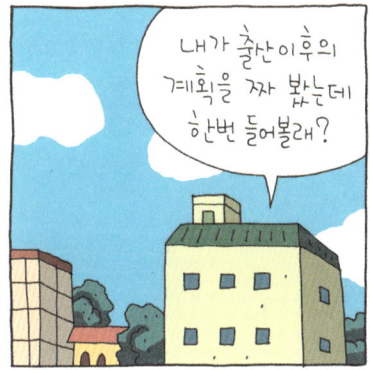
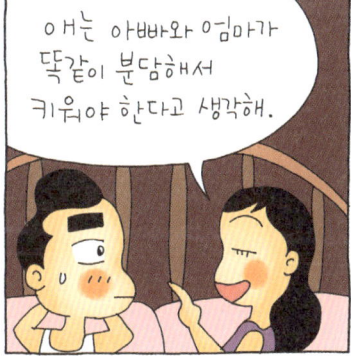
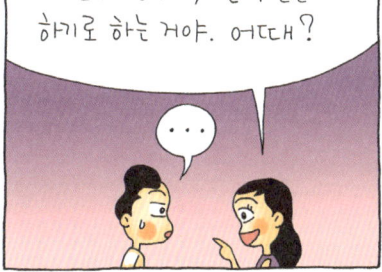
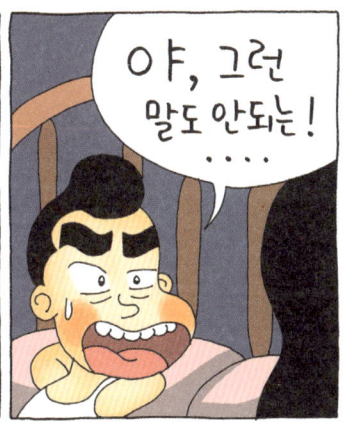

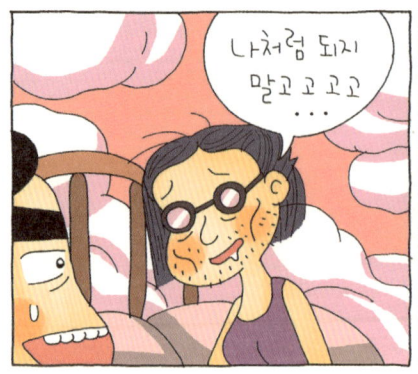
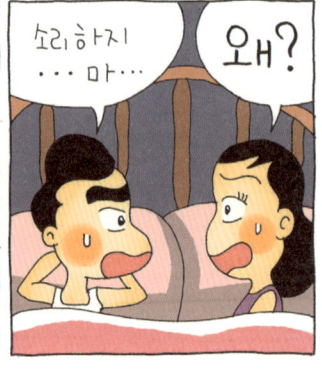

사랑의 실패를 극복하는 적절한 방법은 오직 하나다. 곧, 실패의 원인을 가려내고, 사랑의 의미를 배우기 시작하는 것이다. 삶이 기술인 것과 마찬가지로 사랑도 기술이라는 것을 깨닫는 것이 중요하다. 어떻게 사랑하는가를 배우고 싶다면 다른 기술이나 음악, 그림, 의학이나 공학기술을 배우려고 할 때 거쳐야 하는 과정을 거치지 않으면 안 된다.

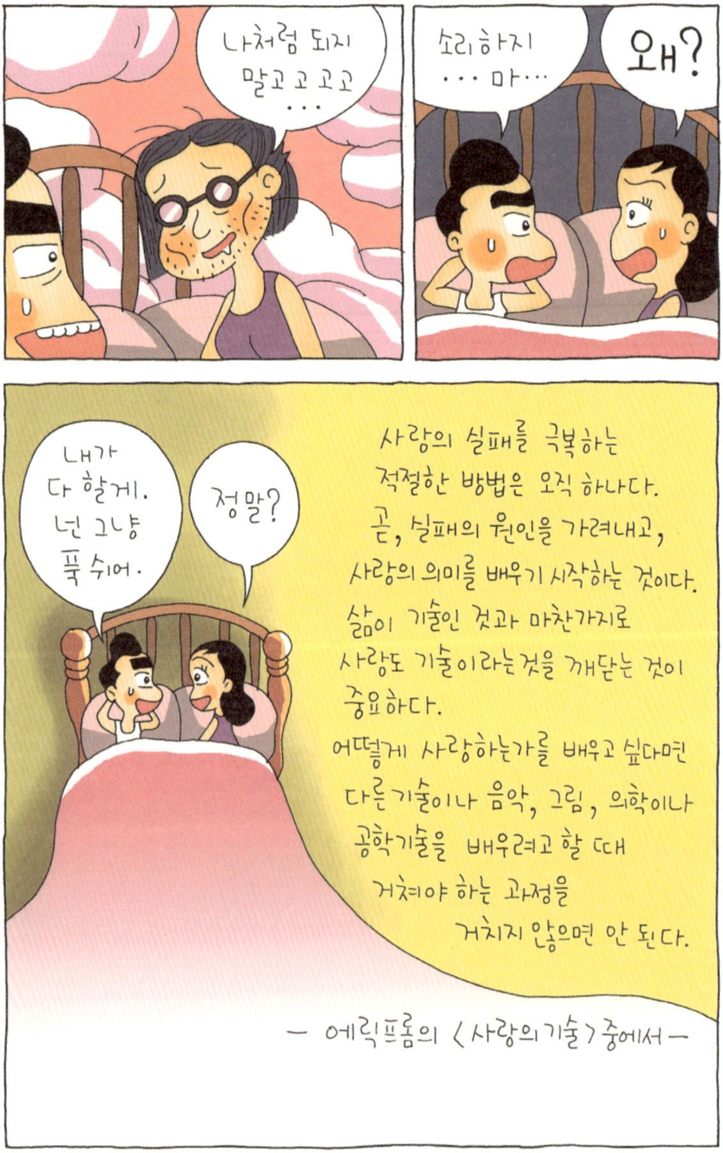

— 에릭프롬의 〈사랑의 기술〉 중에서 —

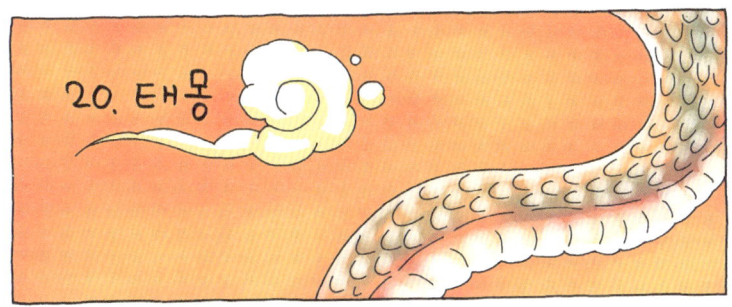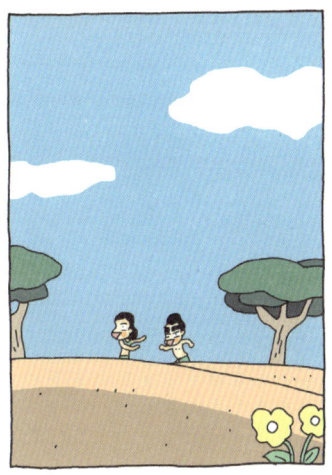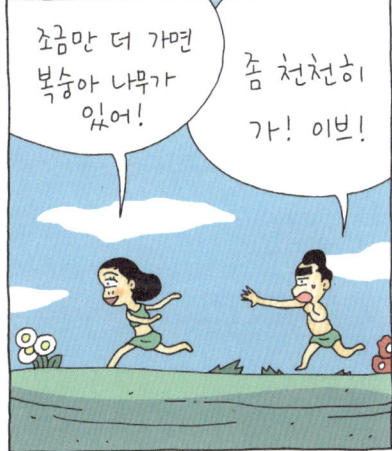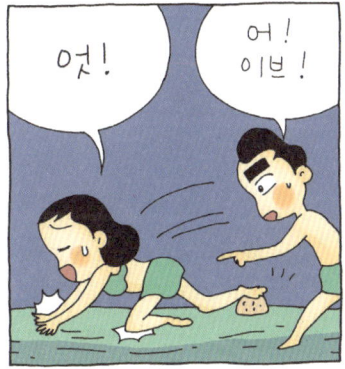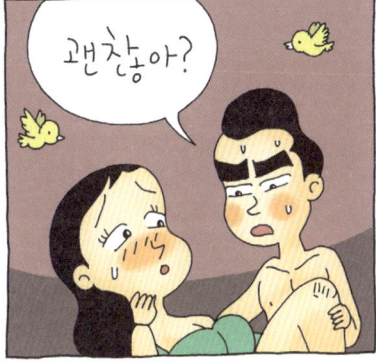

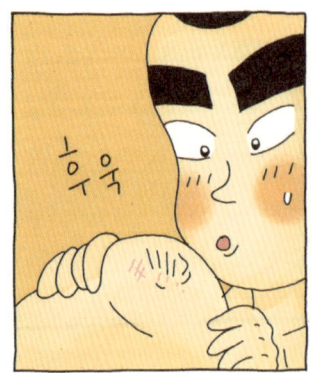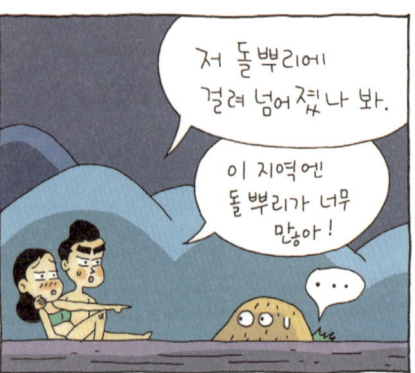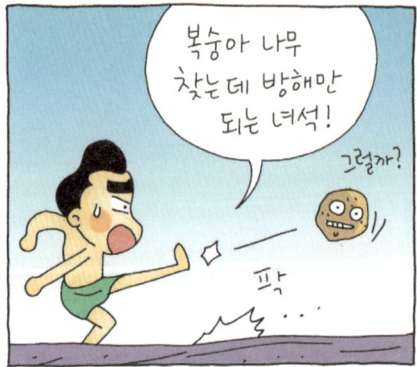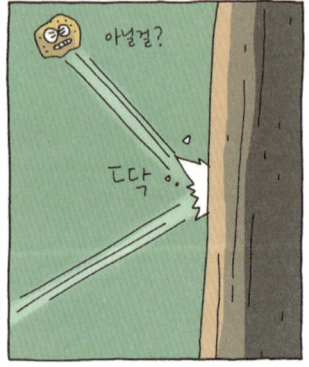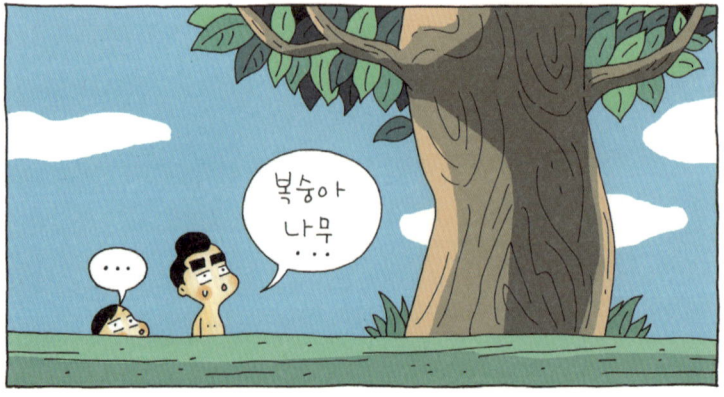

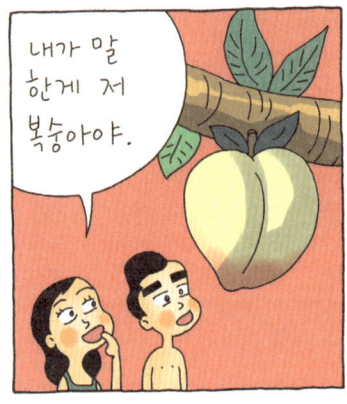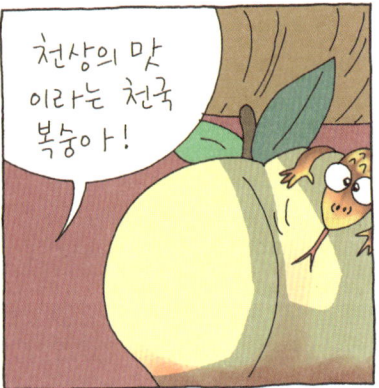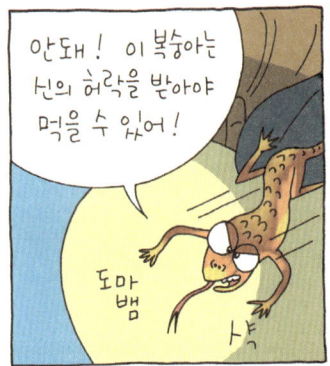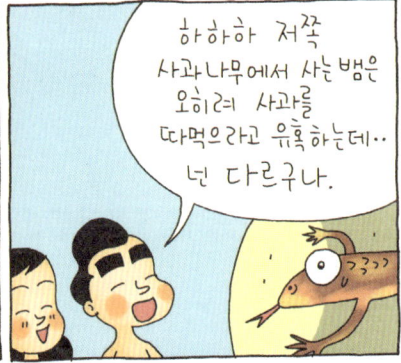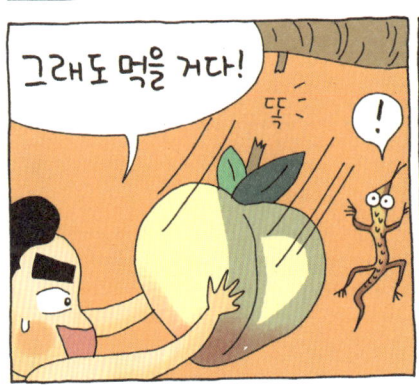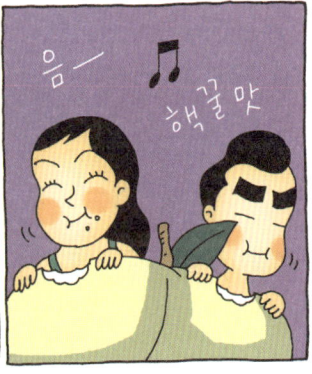

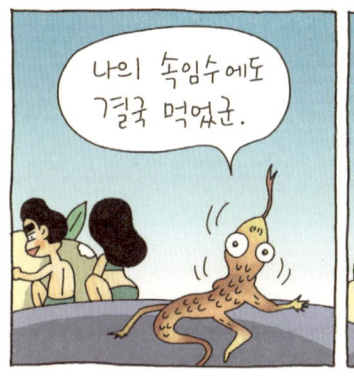
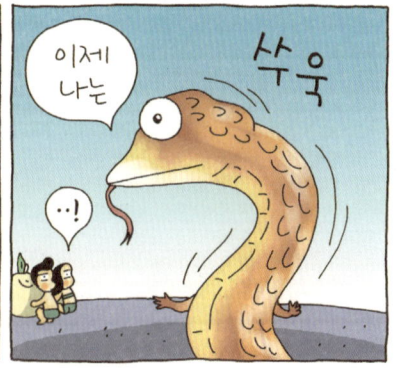
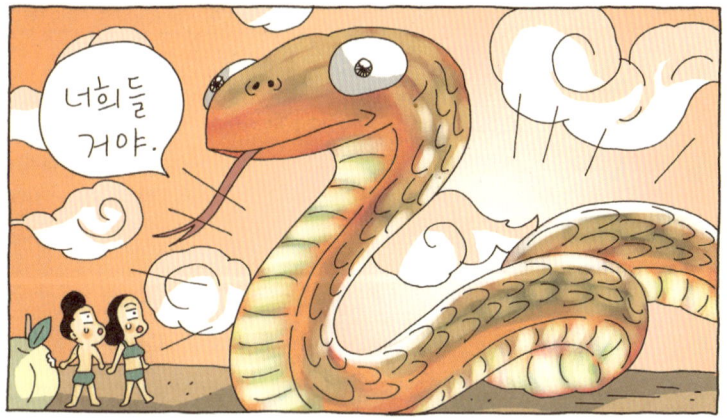
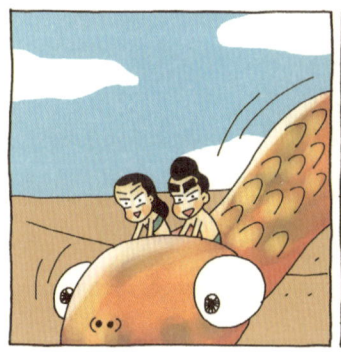
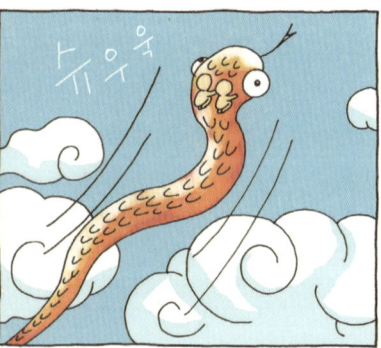

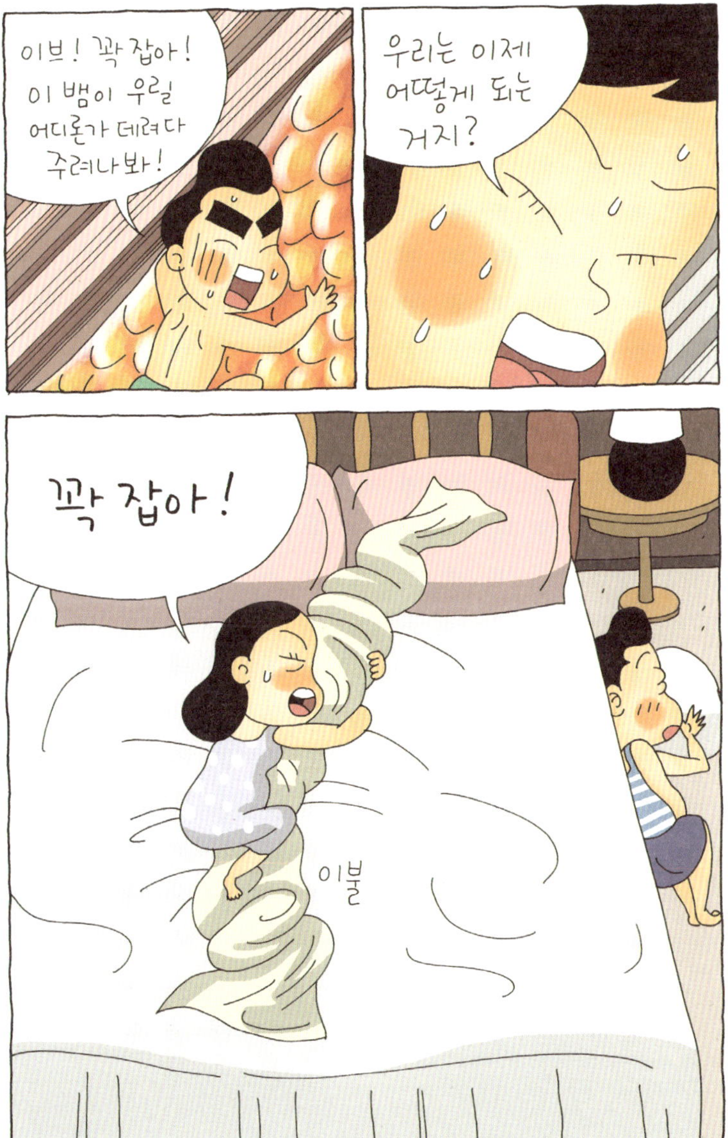

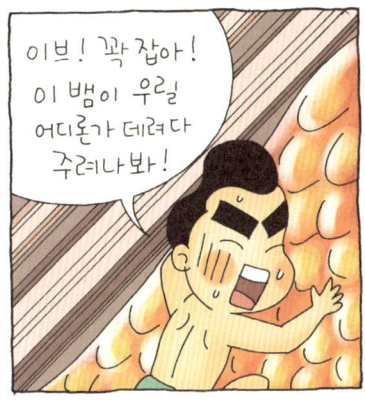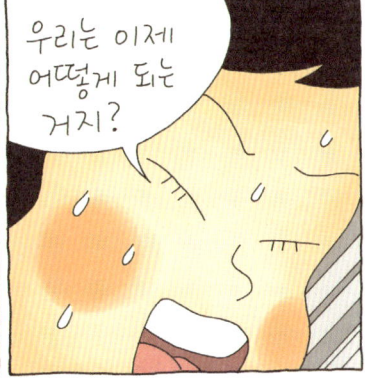

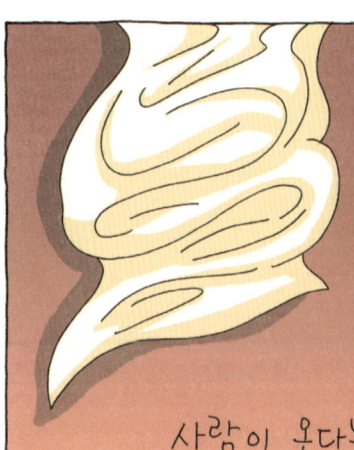

사람이 온다는 건
실은 어마어마한 일이야.

그의 과거와 현재와
미래가 함께 오기 때문이래.

억겁의 이 우주에서
너와 내가 만난 건 또한
엄청난 인연 아닐까?

그래서인가.
기쁘고 두렵고 설레는
기분이 드는 건···.

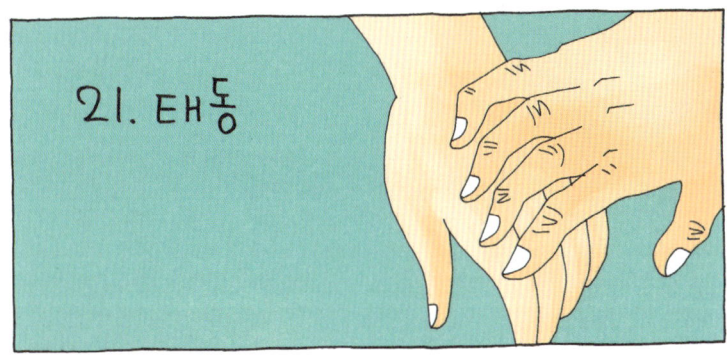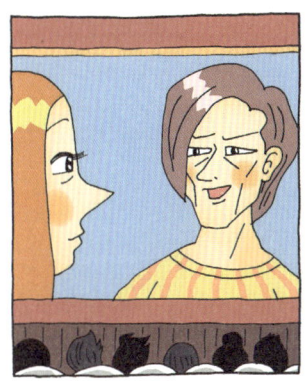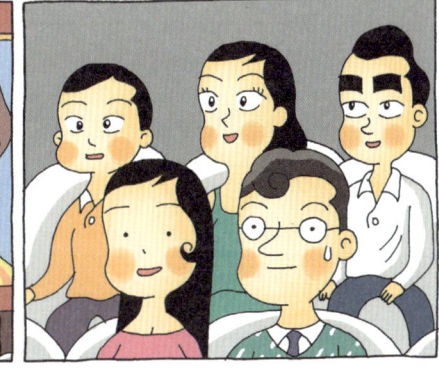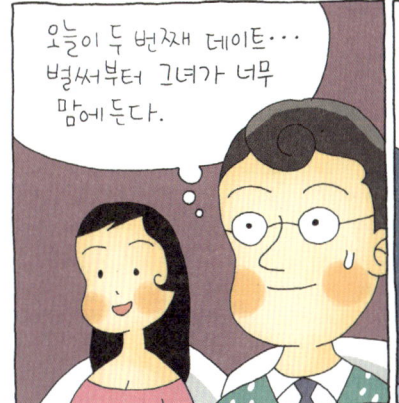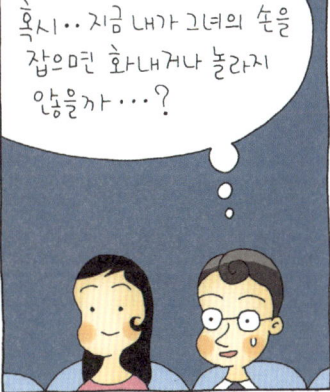

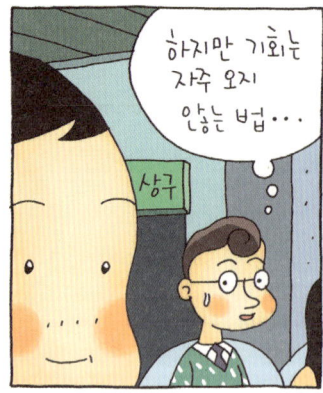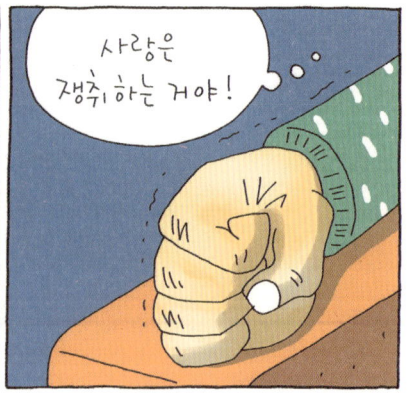
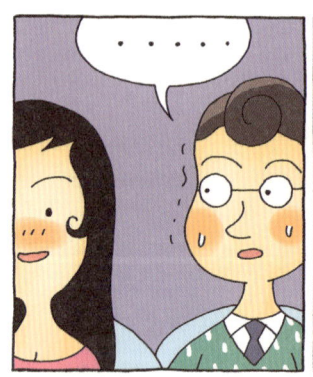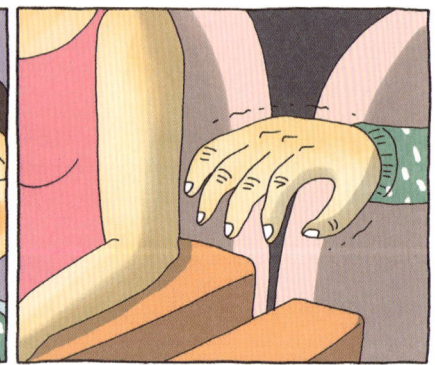
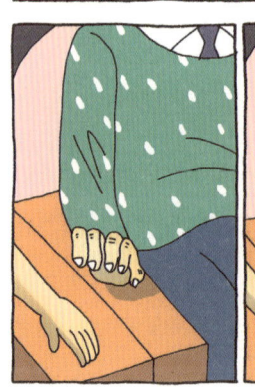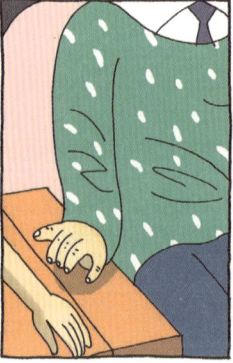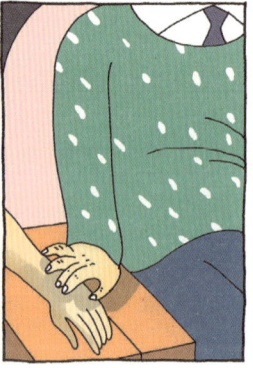

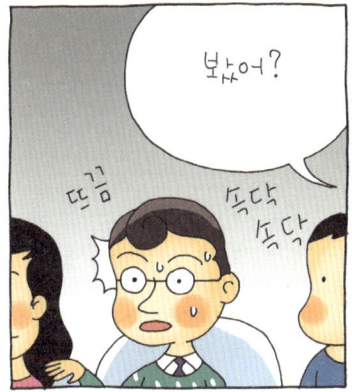
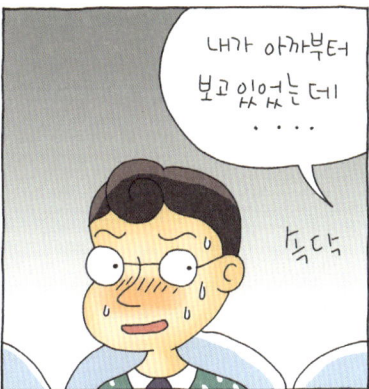
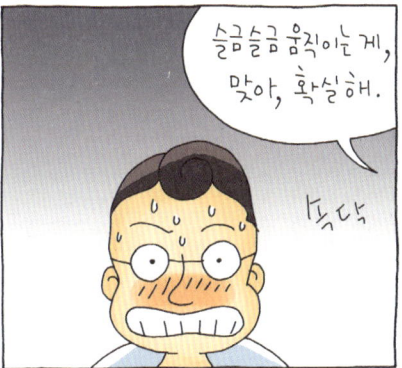
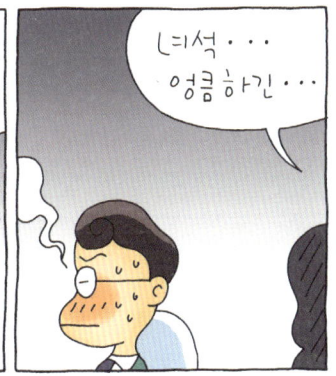
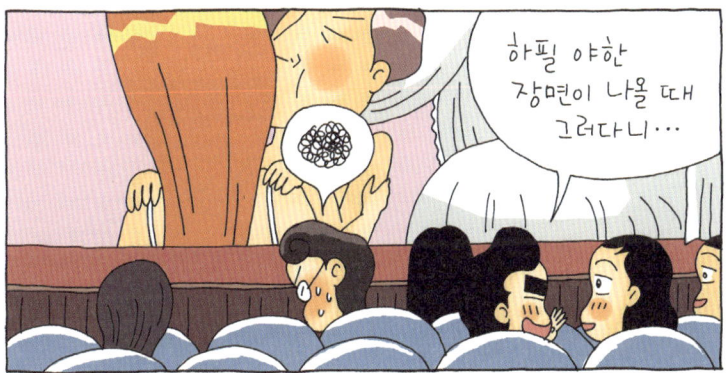

두 사람이 만날 때는
물가에 나란히 핀 백합과 같아야 합니다.
봉오리를 오무리지 않은 채, 금빛 수술을 온통
드러내 보여주는
호수를, 나무를, 하늘을 비추어 내는 두 송이의 백합처럼
닫힌 마음들이 너무나 많습니다.
내가 당신에게 다가갔을 때
우리는 몇 시간이나 이야기를 나누었습니다.
그대의 시간을 그토록 오래 차지하기 위해
무엇보다도 나는 당신을 향해 열려 있어야 합니다.
그리고 그대에게 드리는 것이
거짓없는 '나 자신'이 아니면
결코 안됩니다.

— 정은하가 엮은 〈보여줄 수 있는 사랑은
아주 작습니다〉 중에서 —

이런 곳에서 태동을 할 줄이야.

귀여운 것.

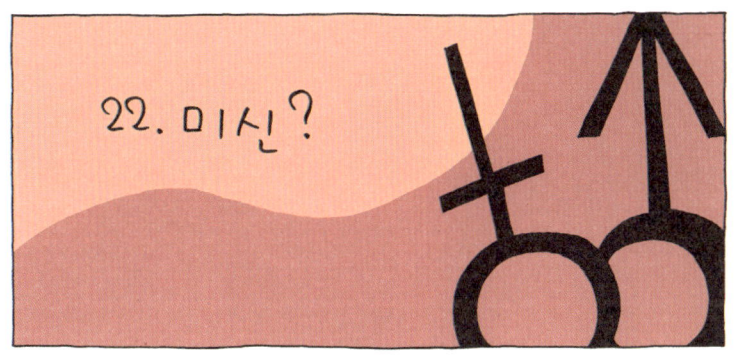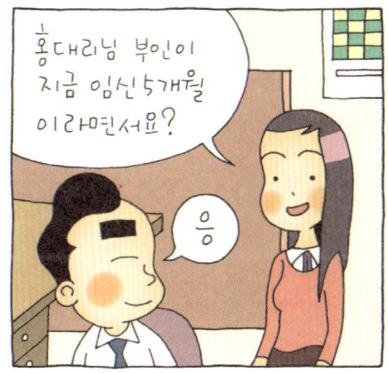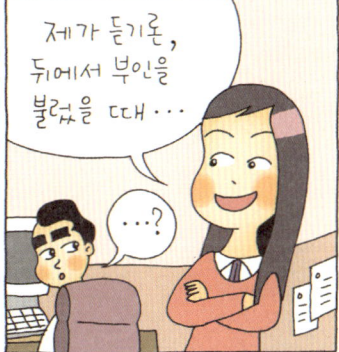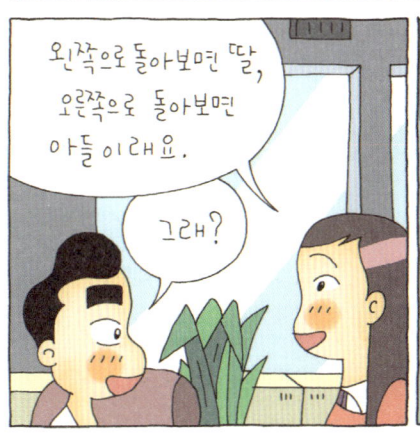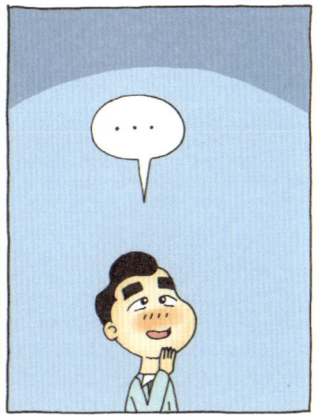

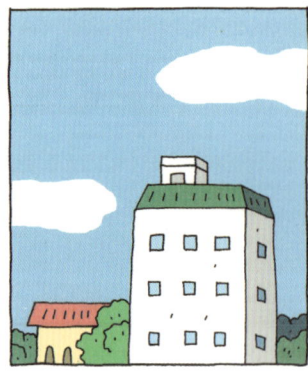
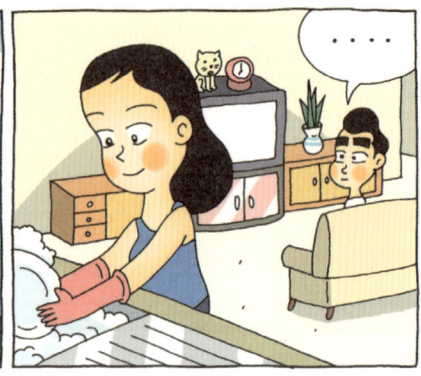
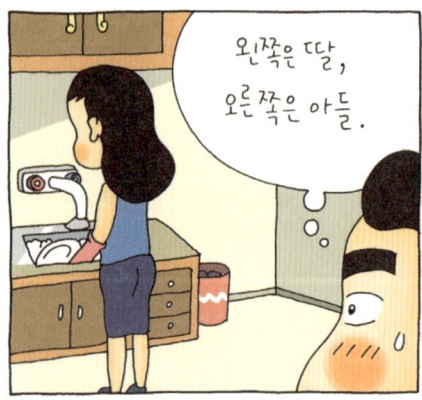
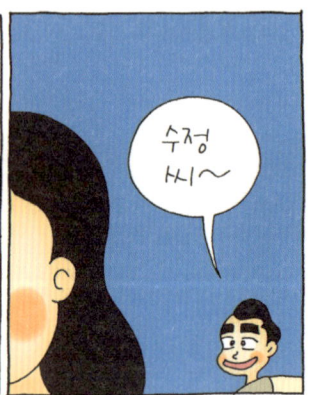
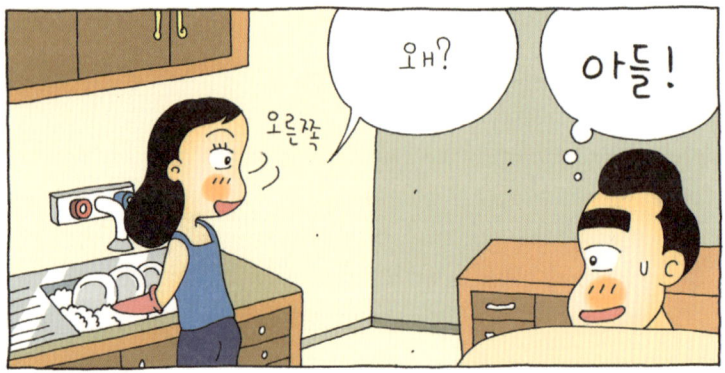

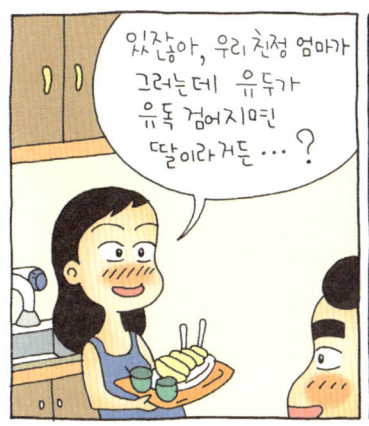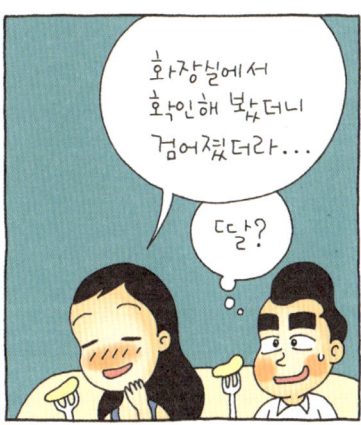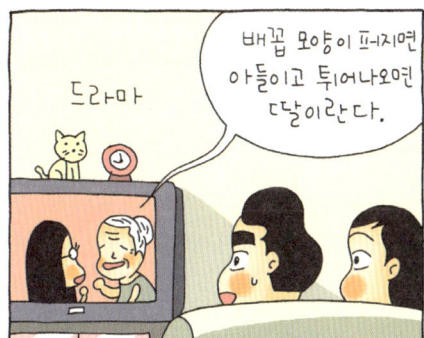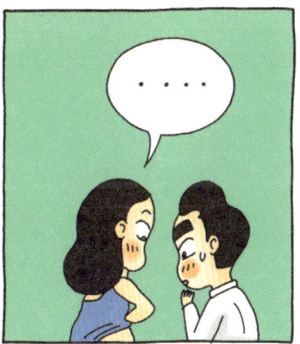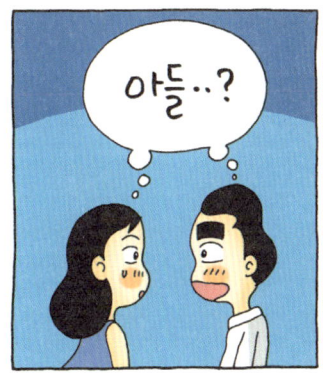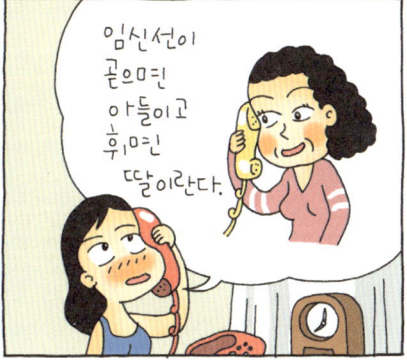

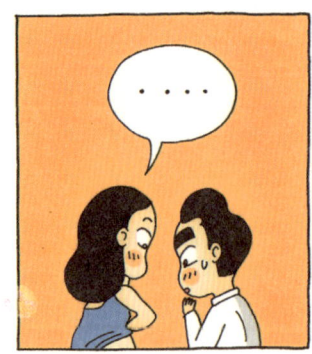
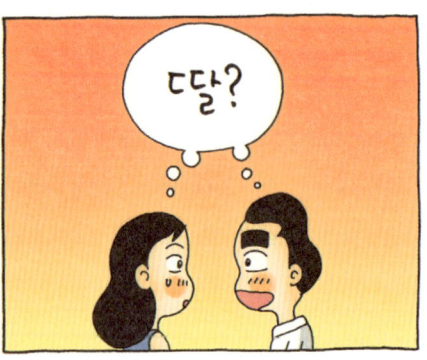

자신이 원하는 대로
일이 되어가기를
기대하지 말라.
그것을 요구하지 말라.
일들이 일어나는 대로 받아들이라.
그대로 흘러가라.
나쁜 것은 나쁜 것대로 오게 하고
좋은 것은 좋은 것대로 가게 하라.
그때 그대의 삶은
순조롭고
마음은 평화롭다.

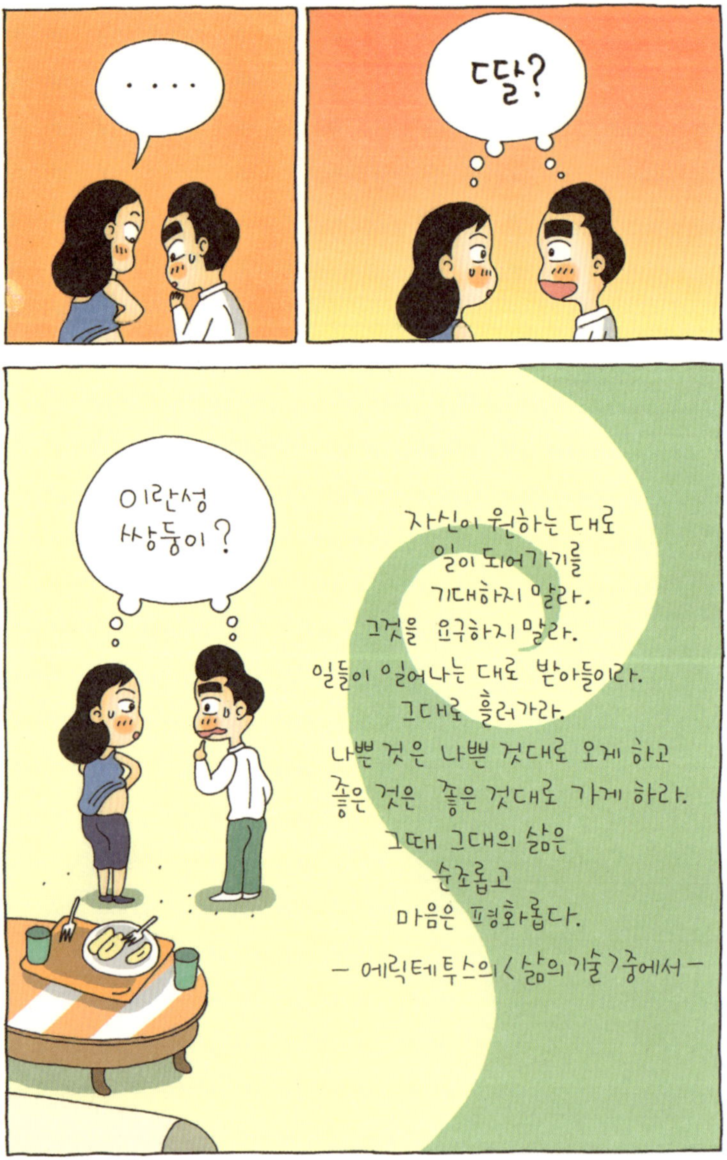

— 에릭테투스의〈삶의 기술〉중에서 —

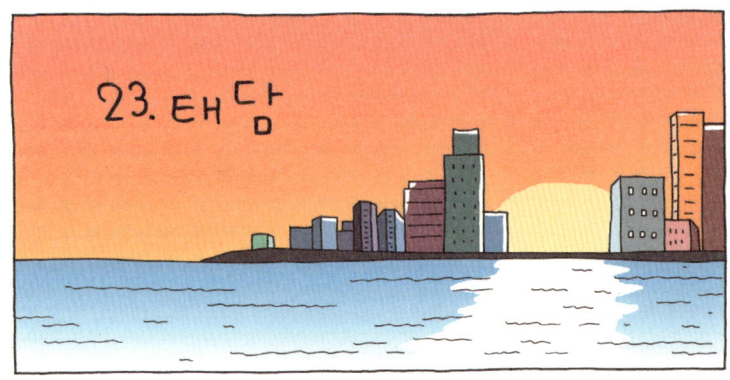

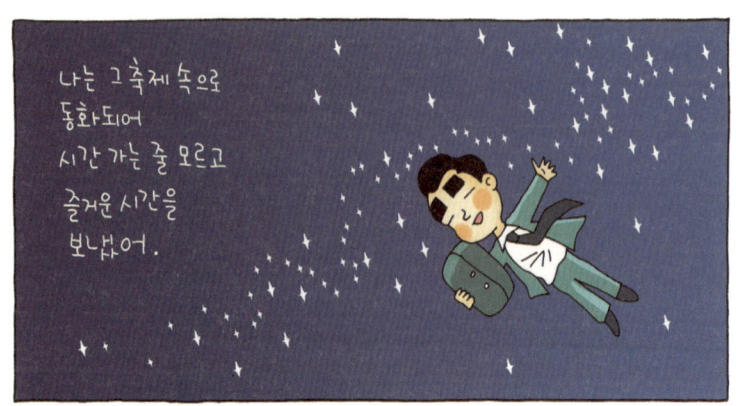

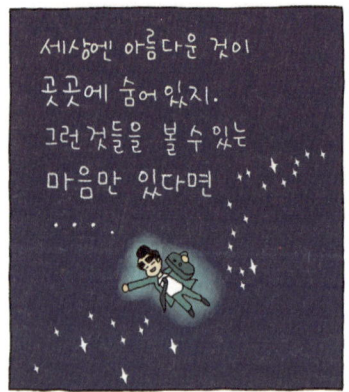

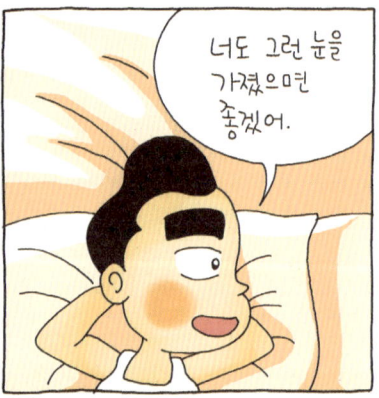

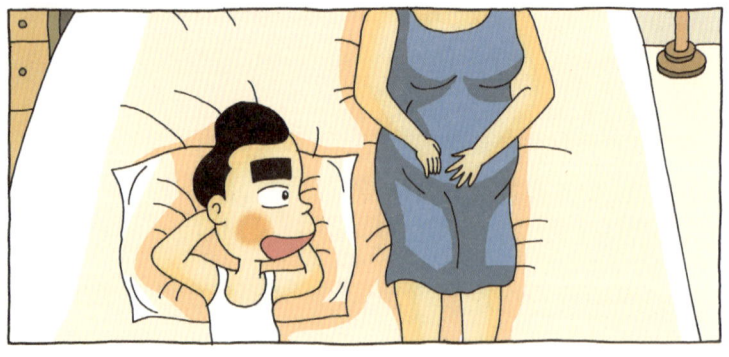

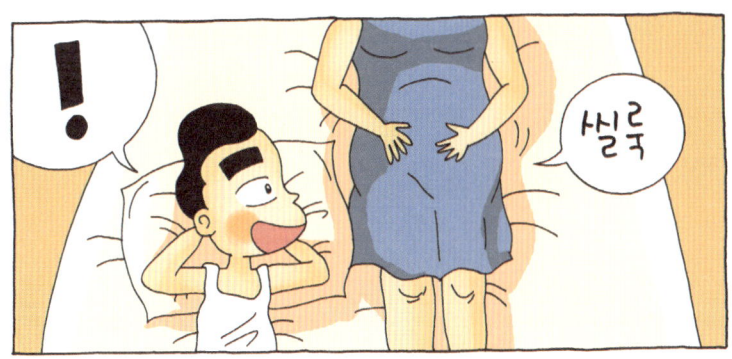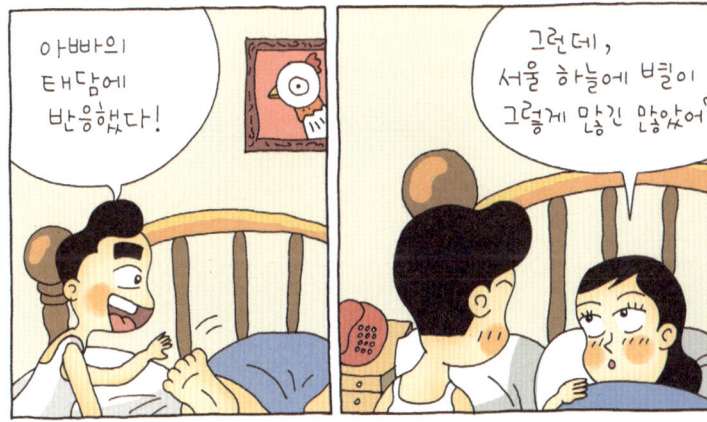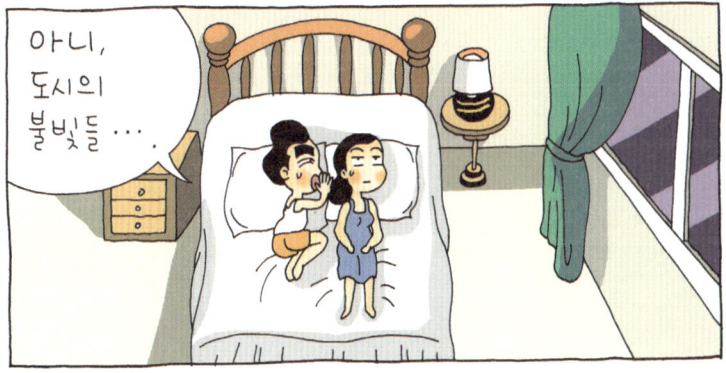

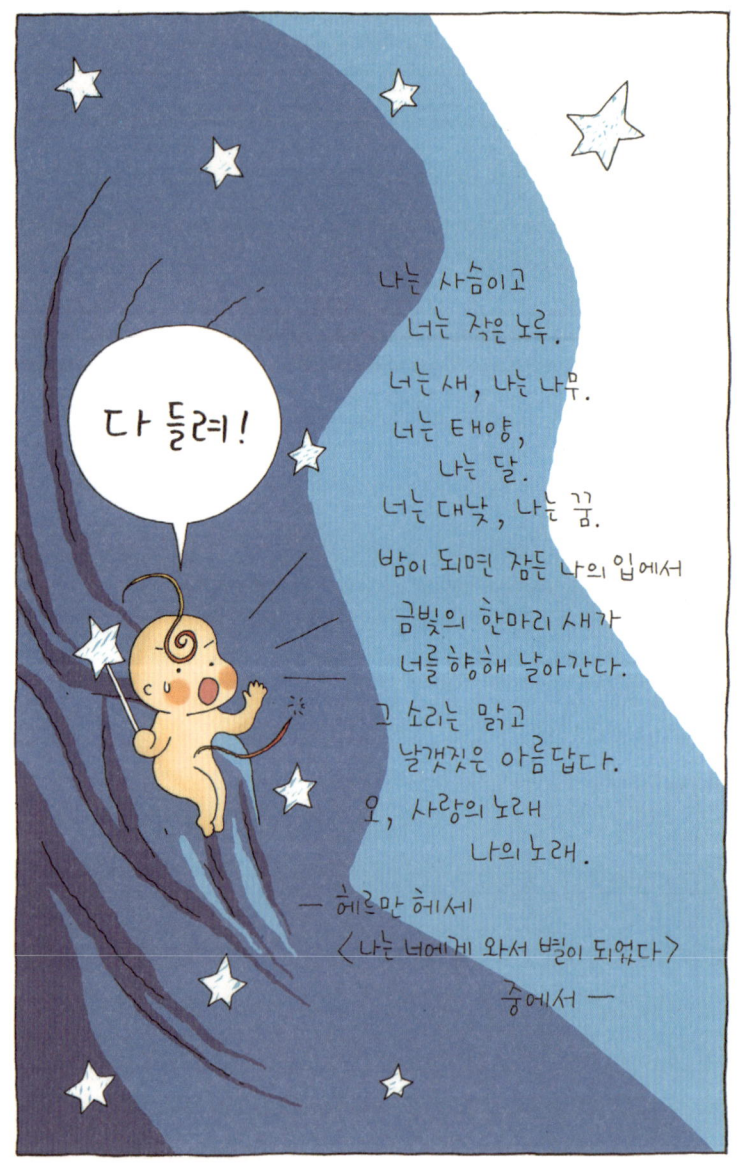

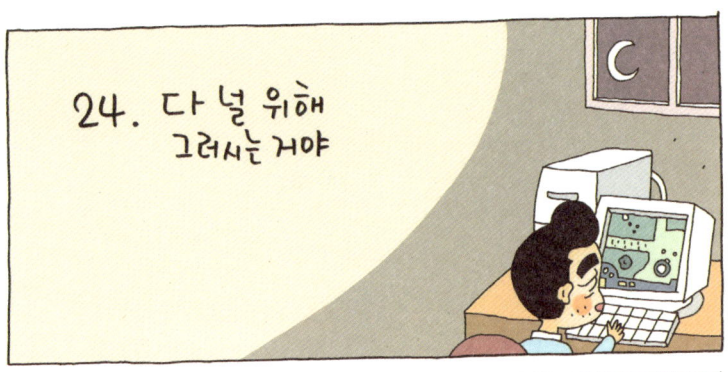
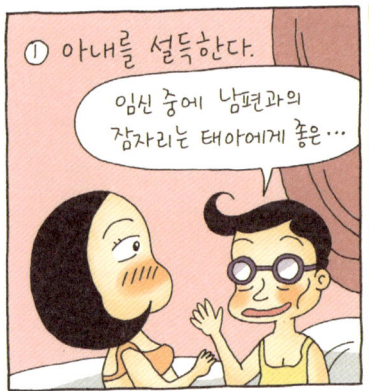
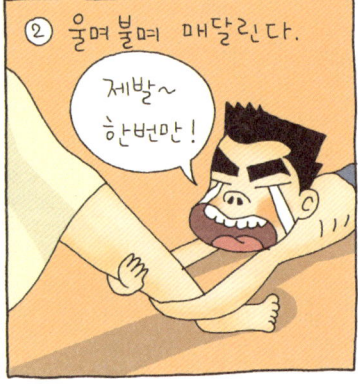
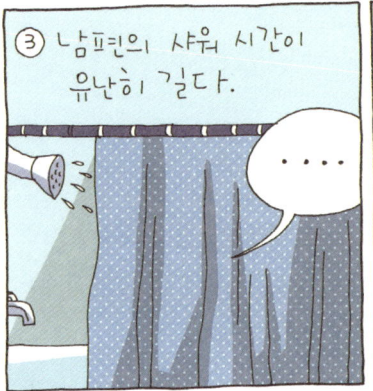
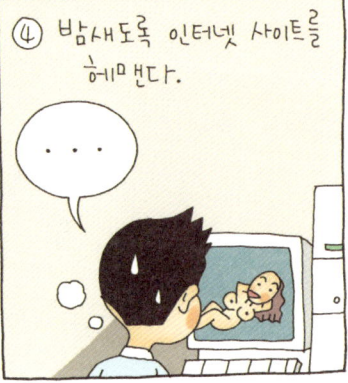

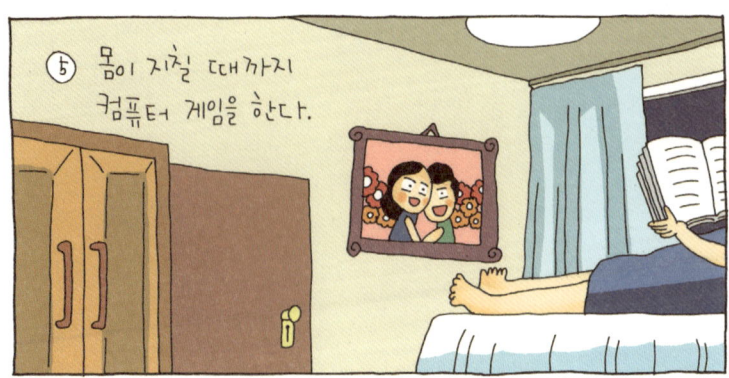
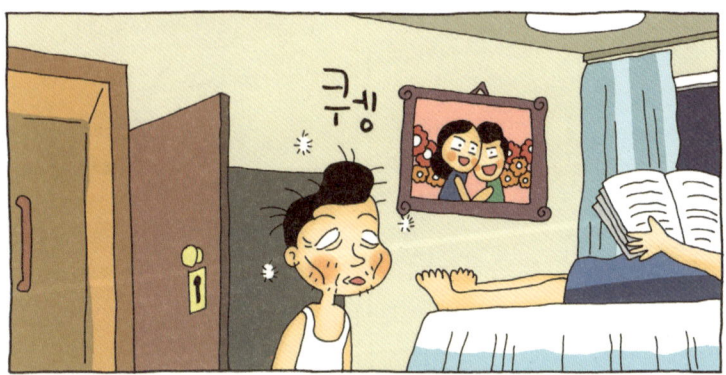
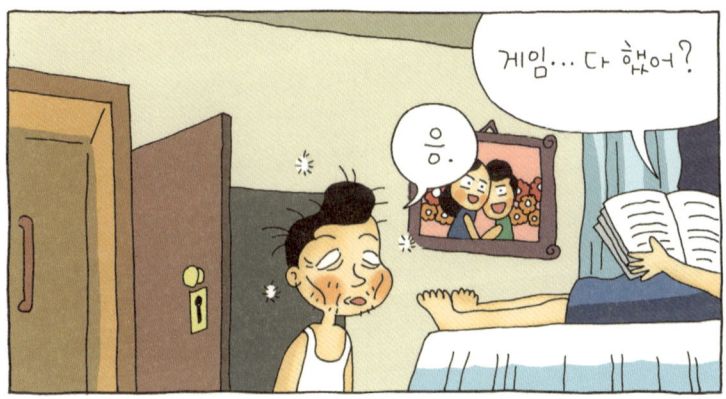

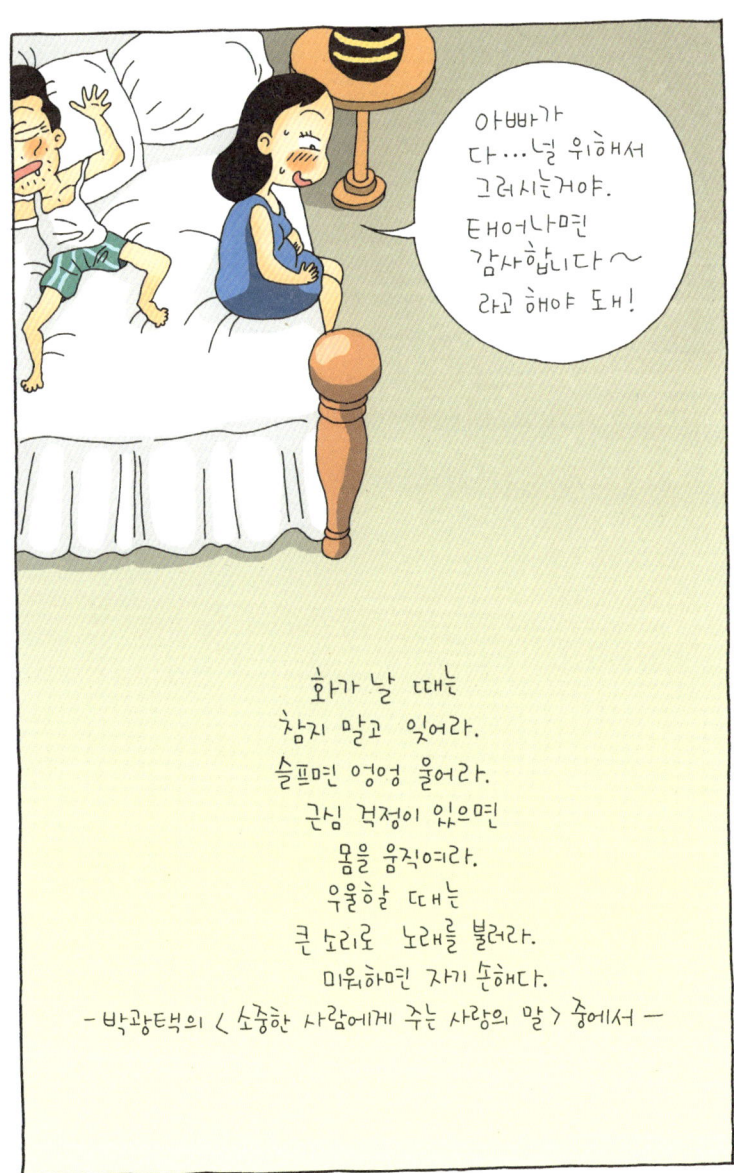

미의 극치는
어떤 특정한 여자에게만
있는 것이 아니다.
모든 여자에게 있다.
다만 여자들이 그것을 모를 뿐이다.
모든 여자는 저마다 아름다움의 극치에
도달한다. 그것은 마치
모든 과실이 익는 것과 같다.
다만 그녀들이 이것을 깨닫지 못할 뿐이다.
그녀들 곁에 있는 사나이들도
역시 이것을 알아채지 못한다.
그래서 그녀들을 찬탄할 줄도 모르고
찬탄하도록 가르쳐져 있지도 않다.
찬탄하는 법을 교육받지 않은 것이다.
― 최기원의 〈로댕어록〉 중에서 ―

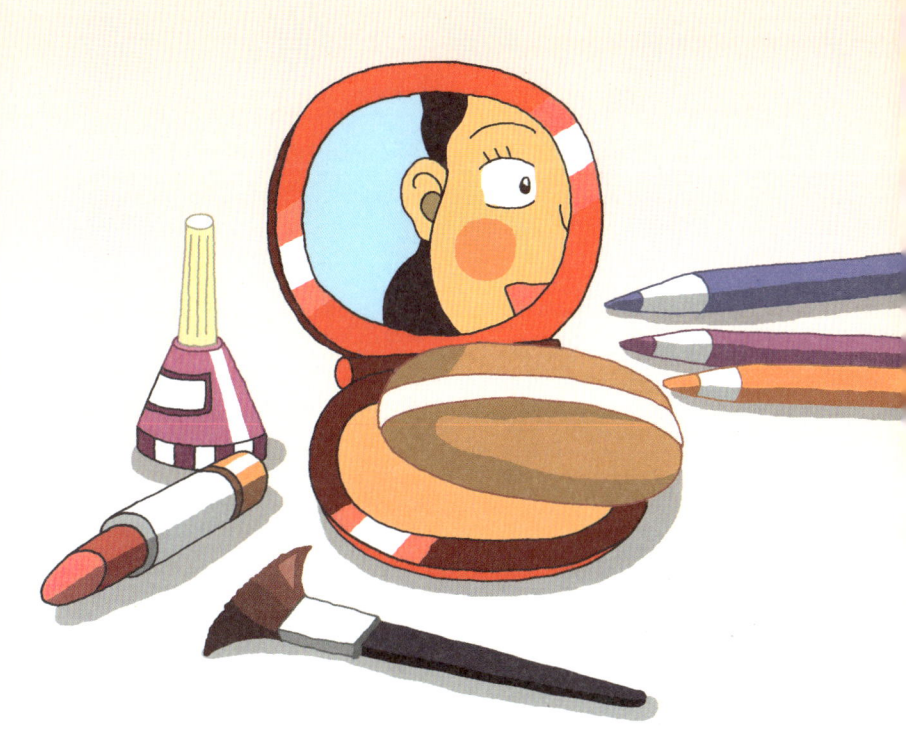

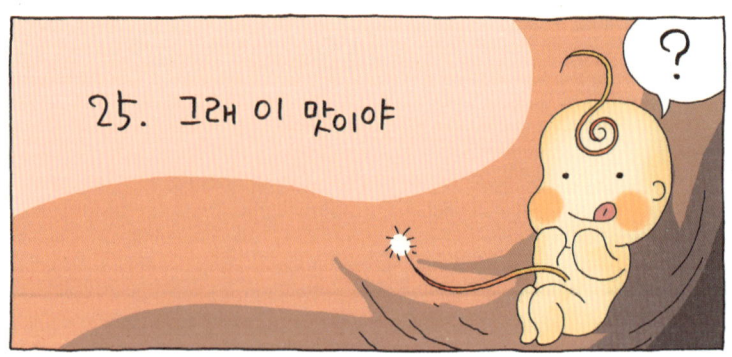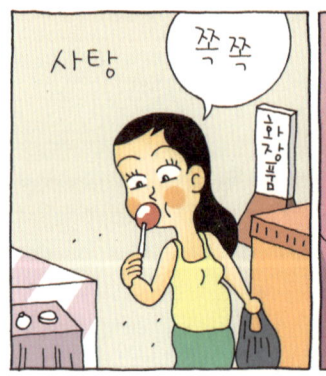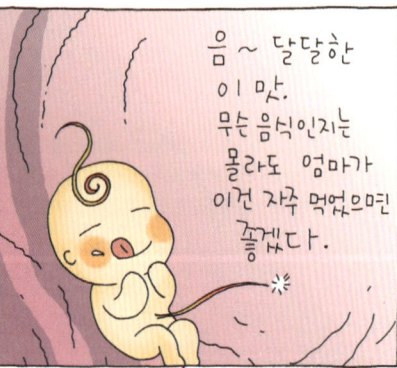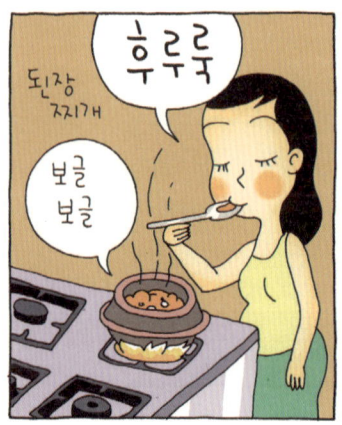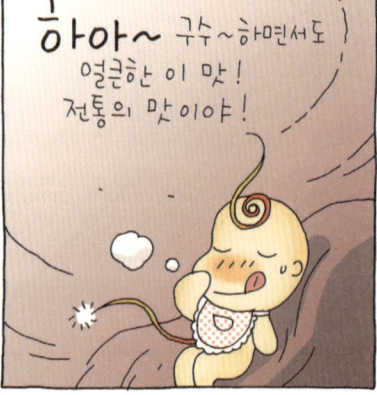

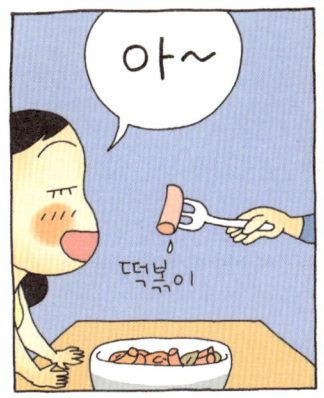
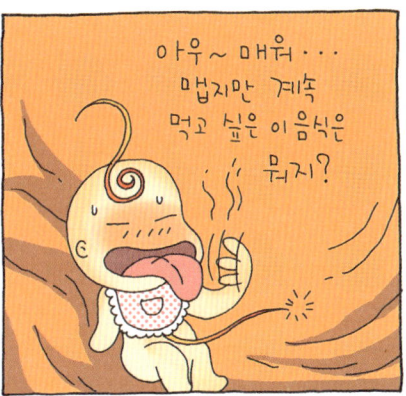
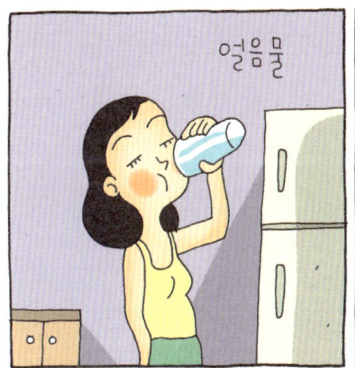
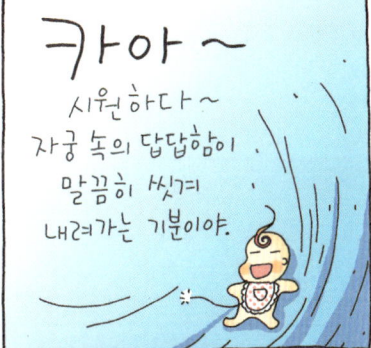
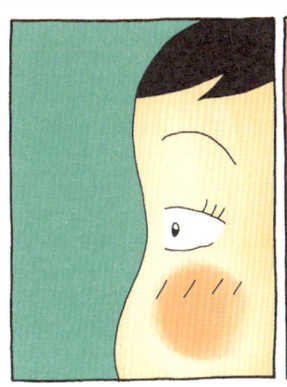
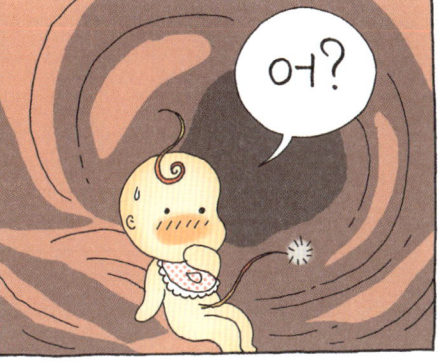

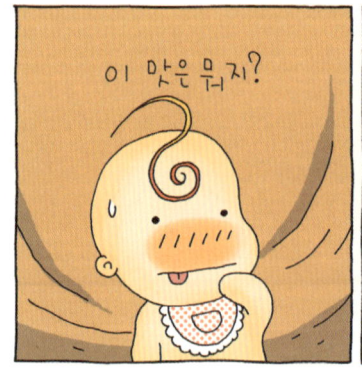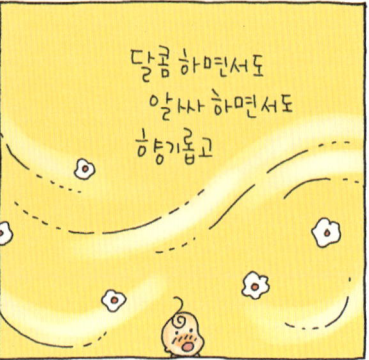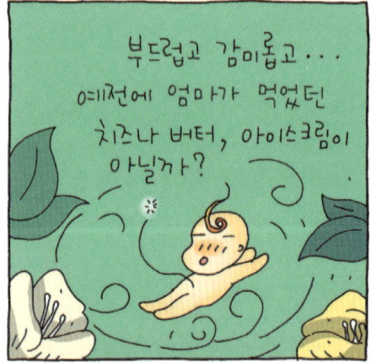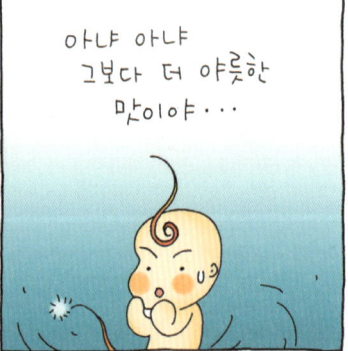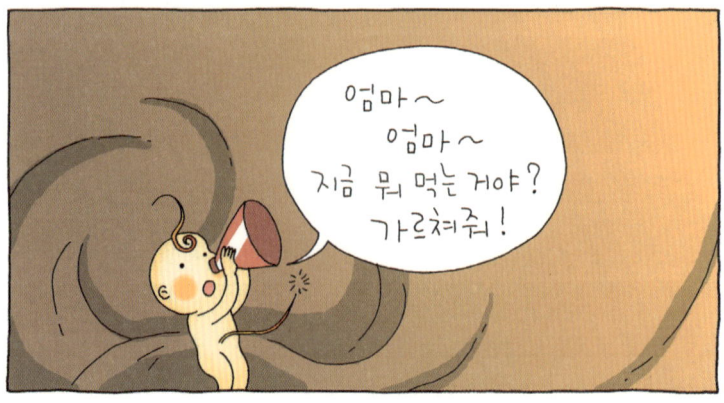

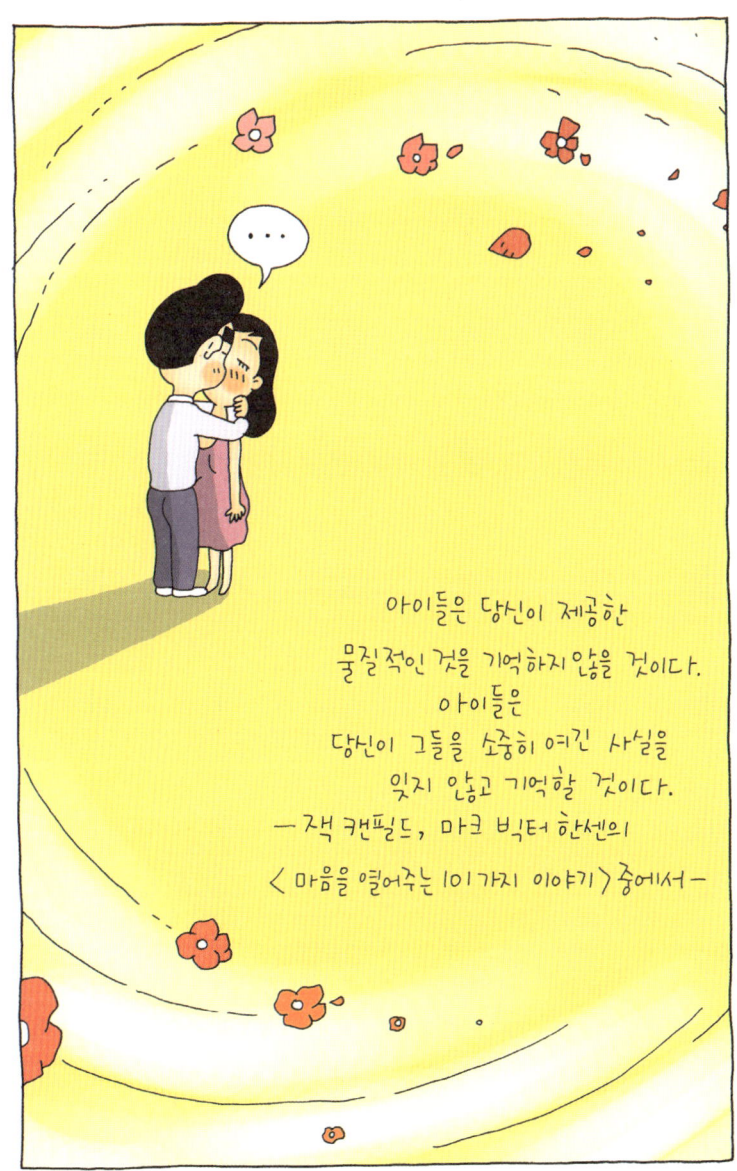

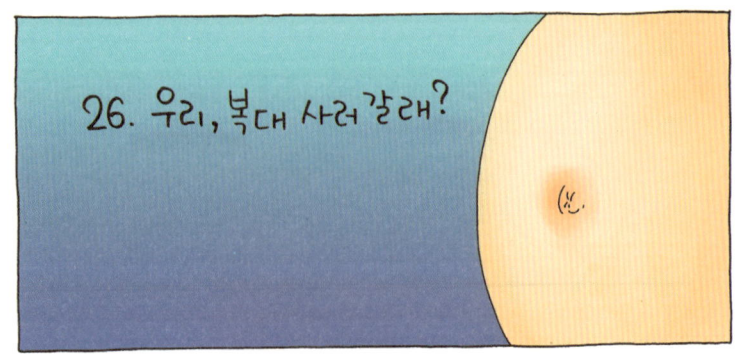

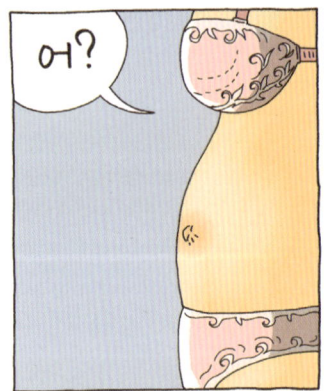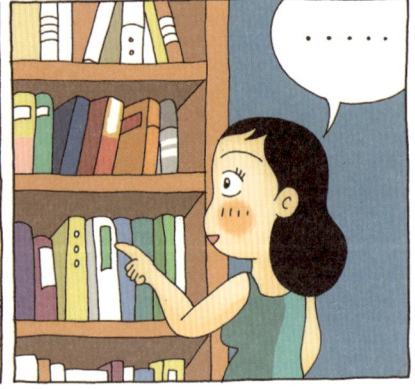

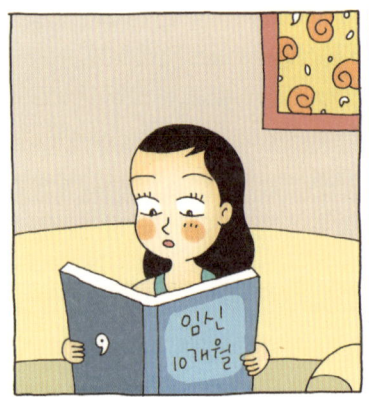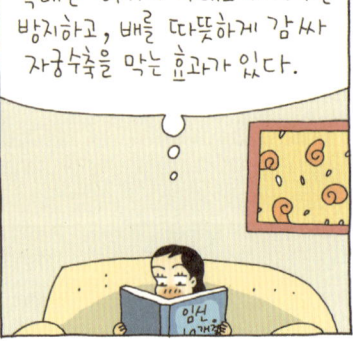

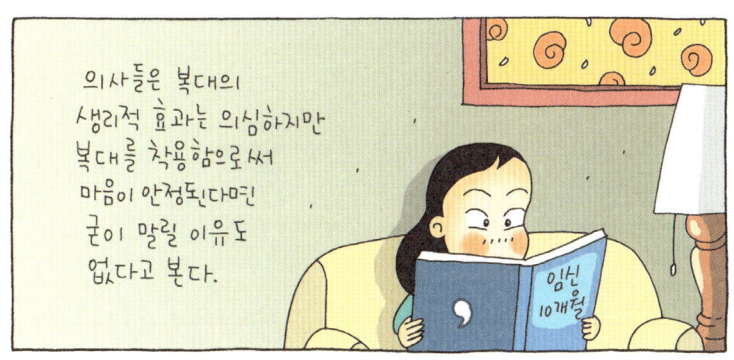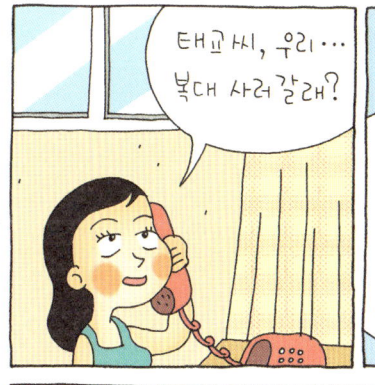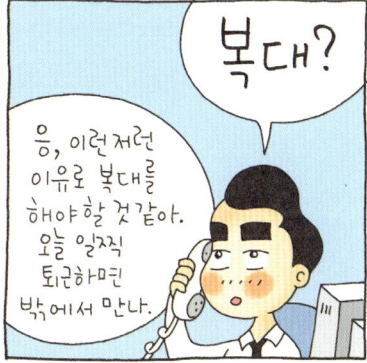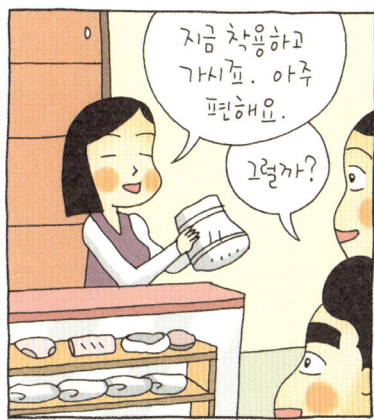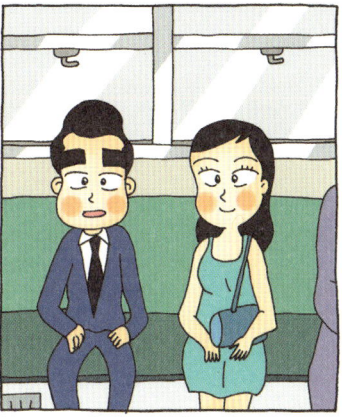

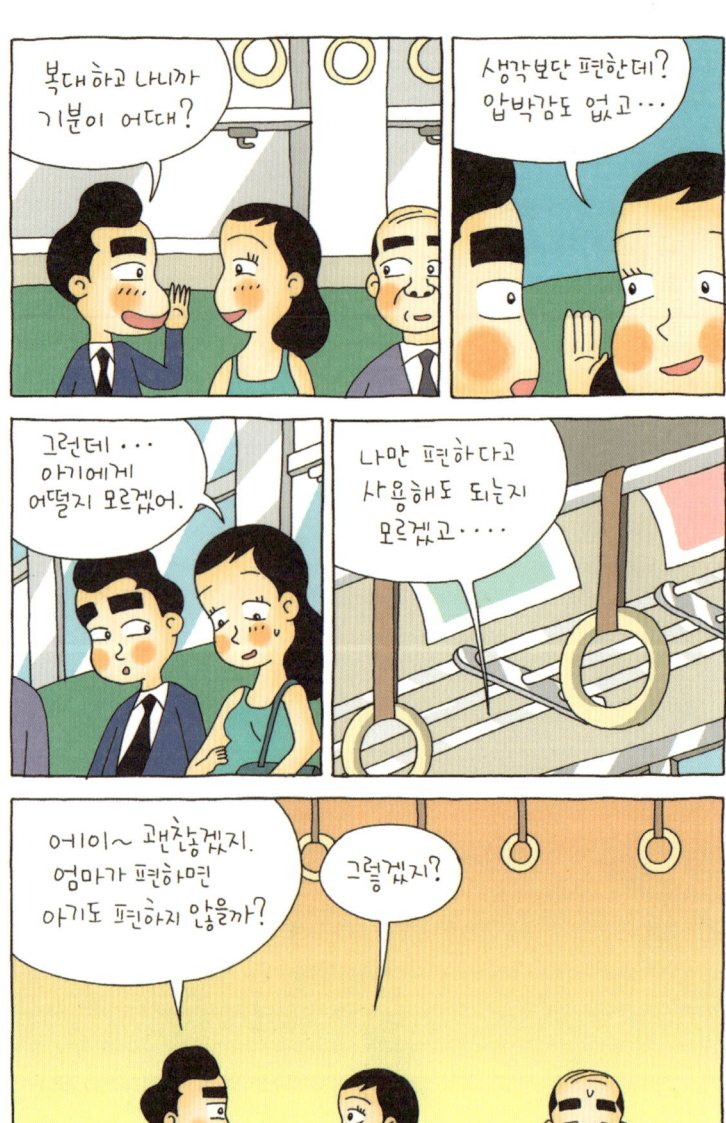

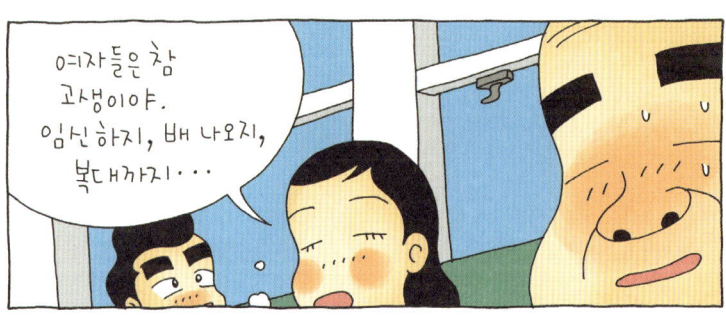

119

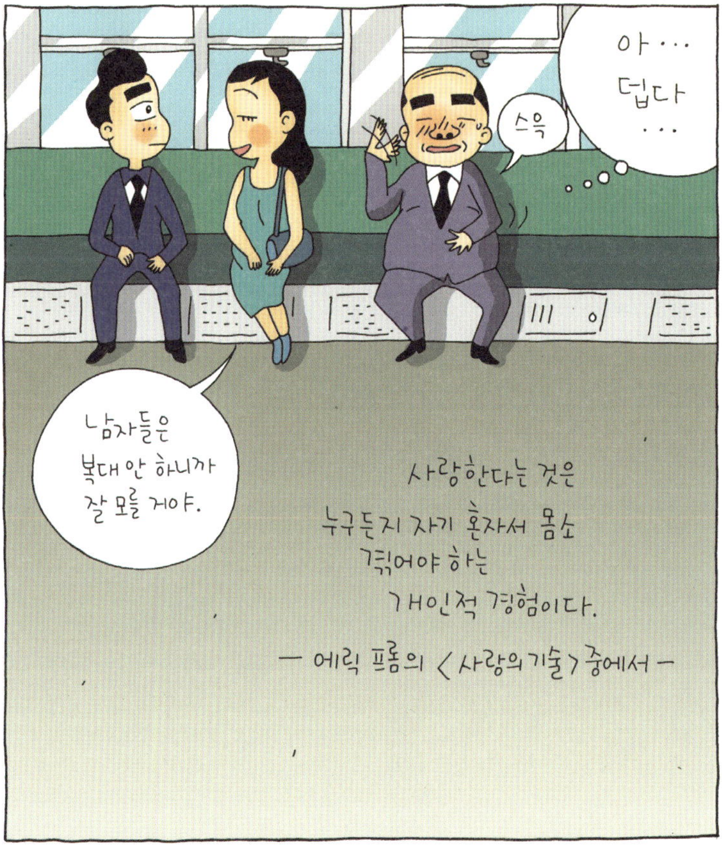

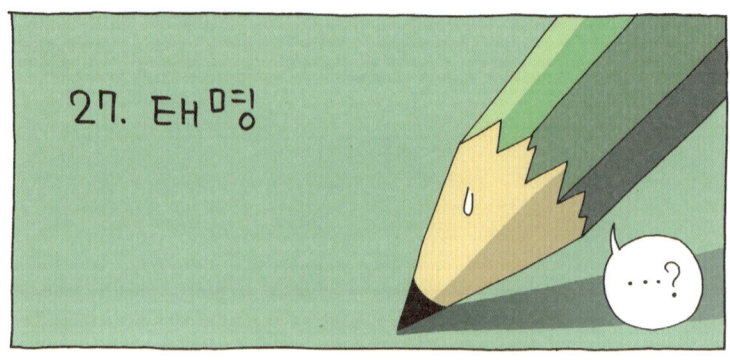

27. 태명

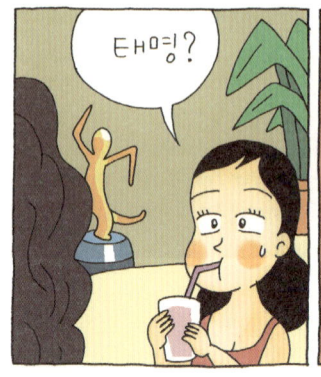
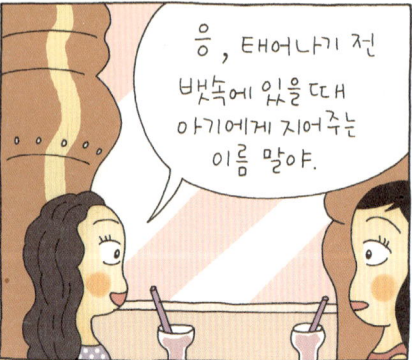
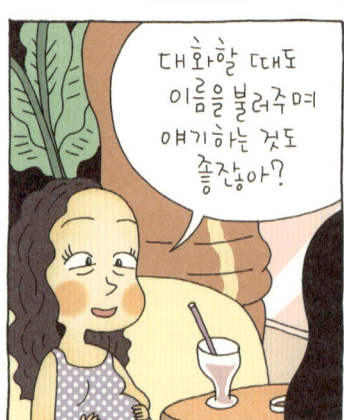
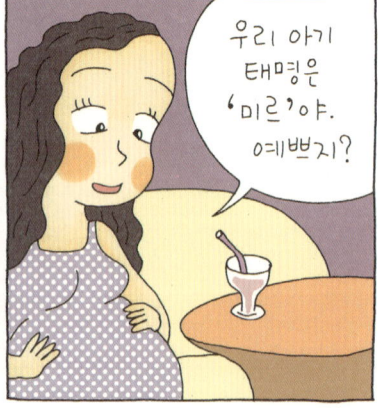

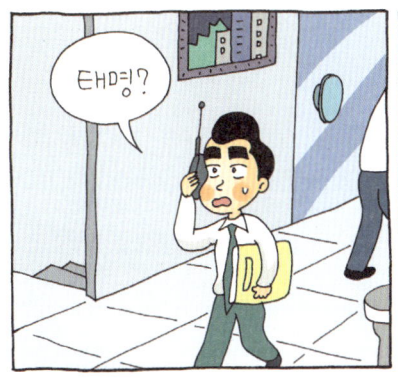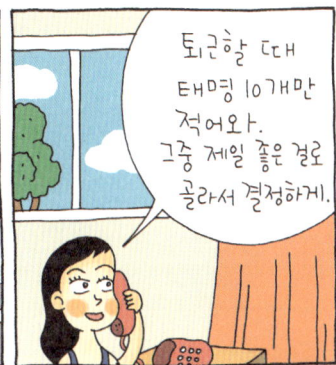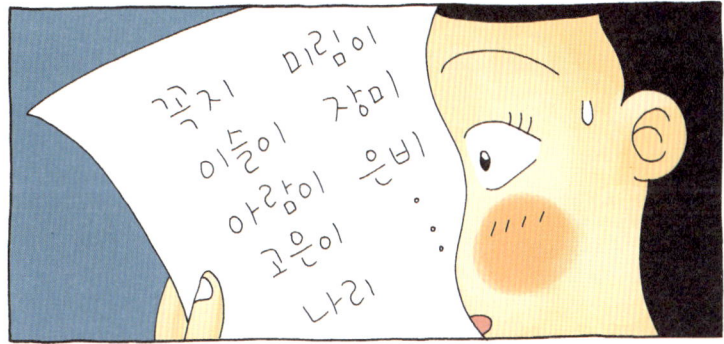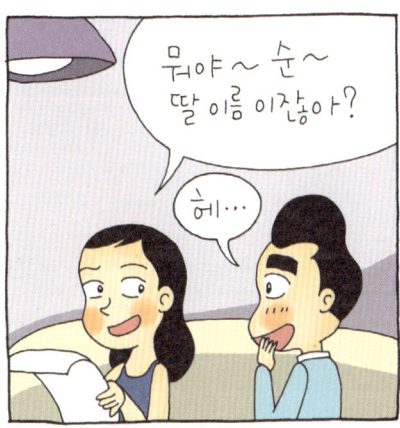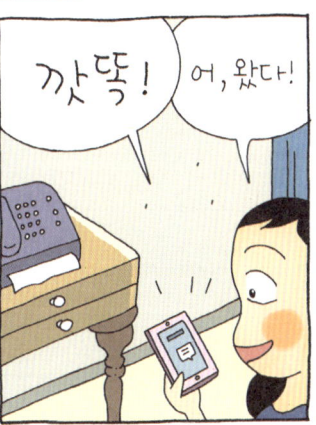

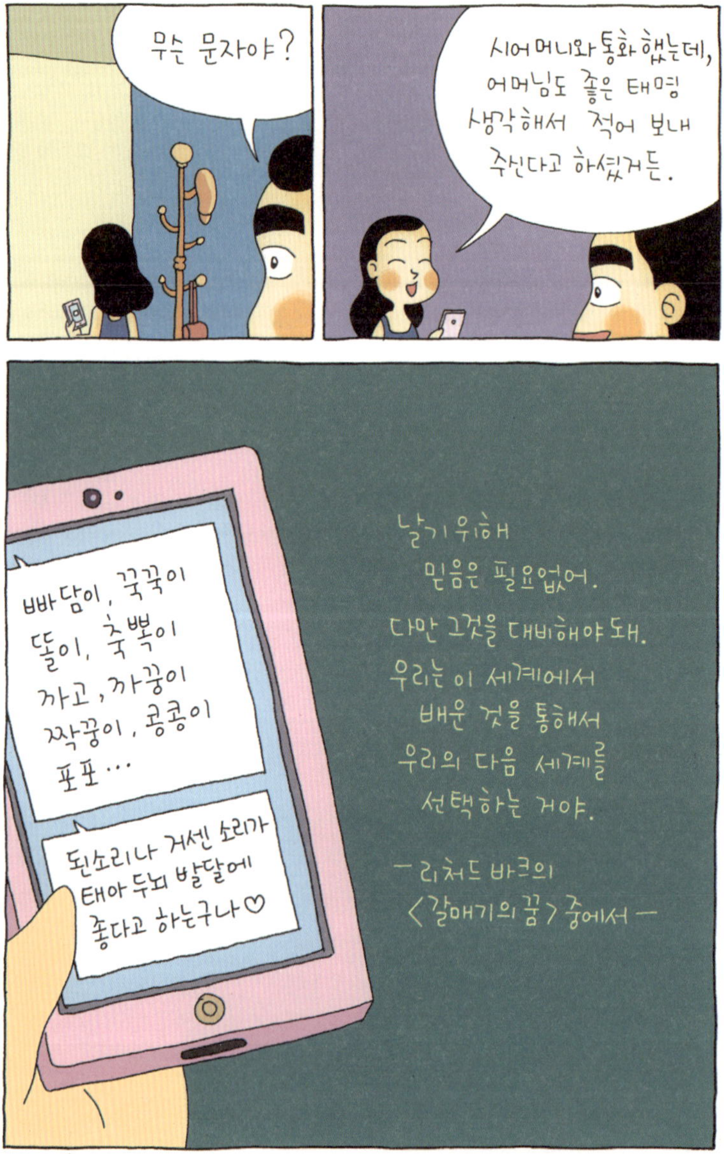

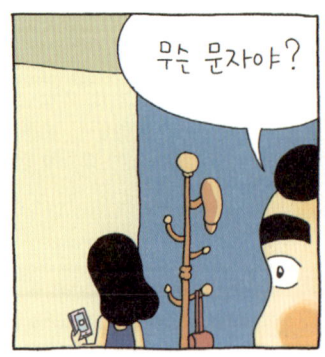
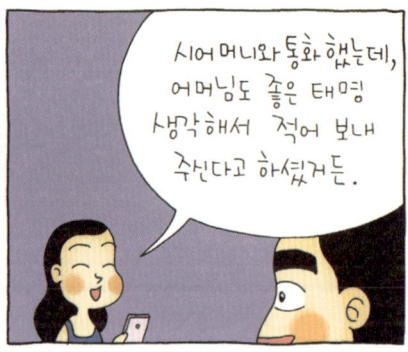

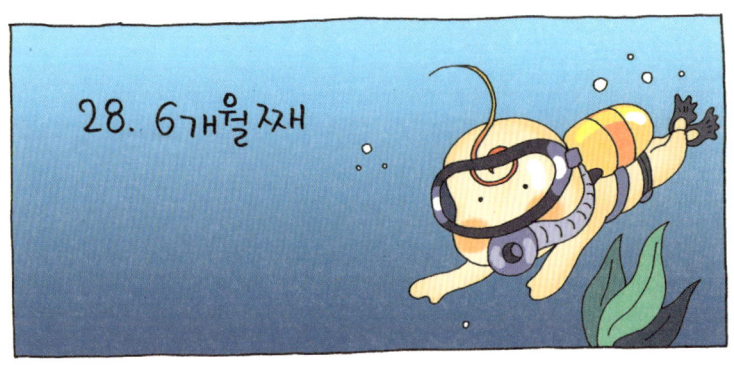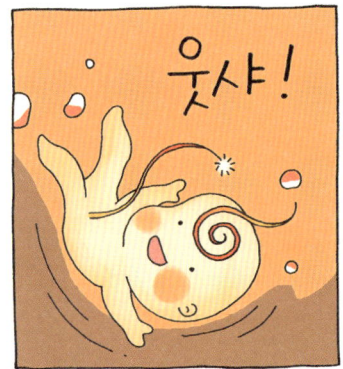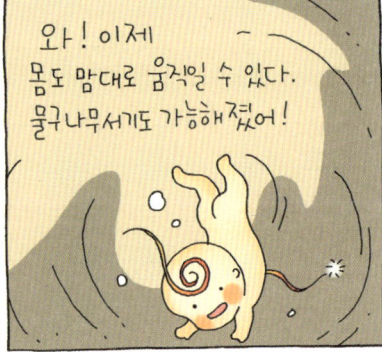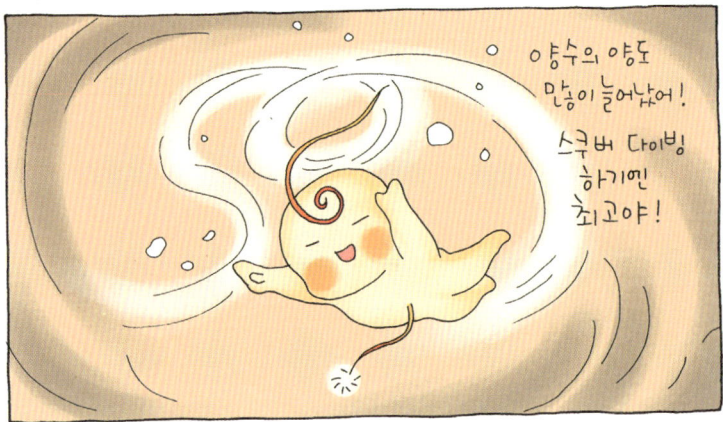

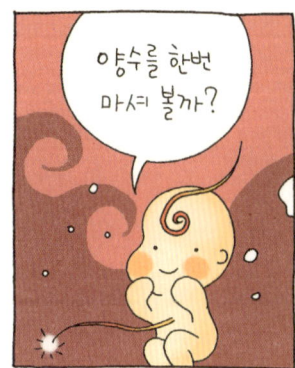
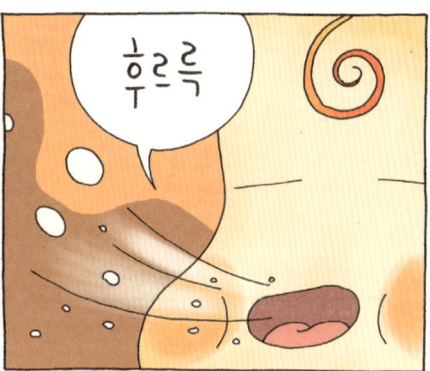
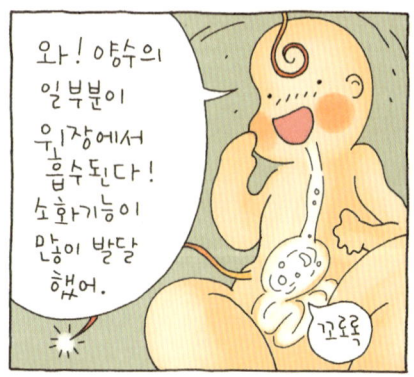
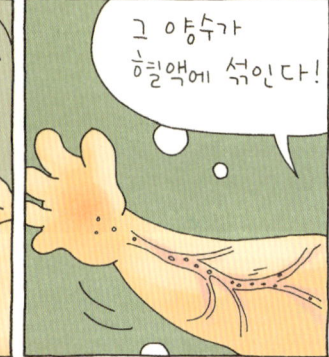
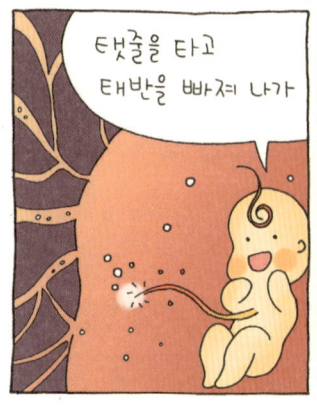
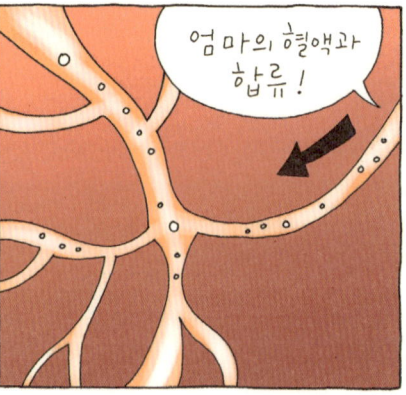

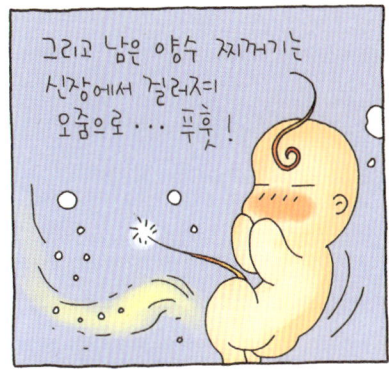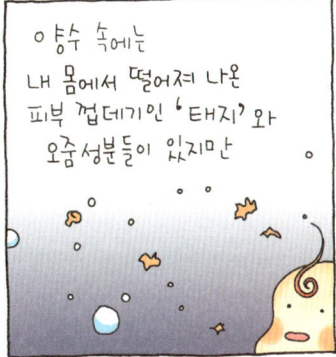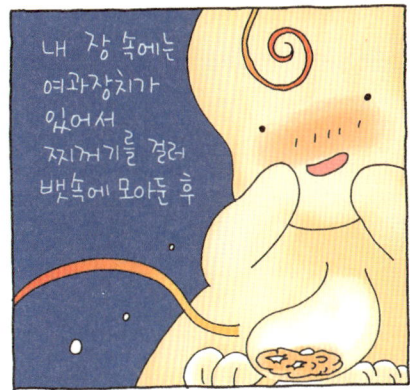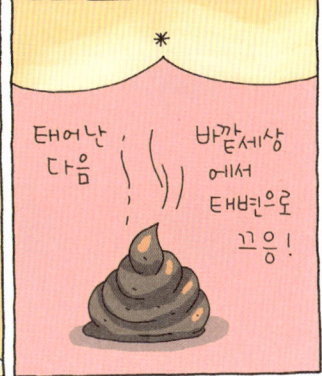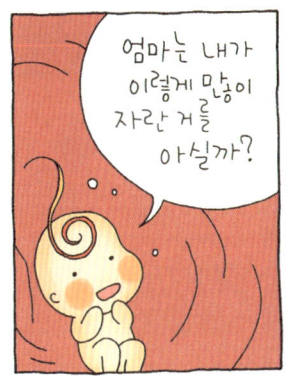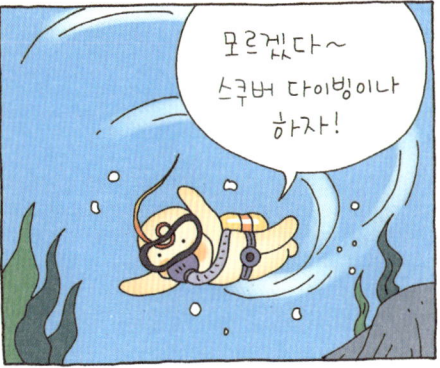

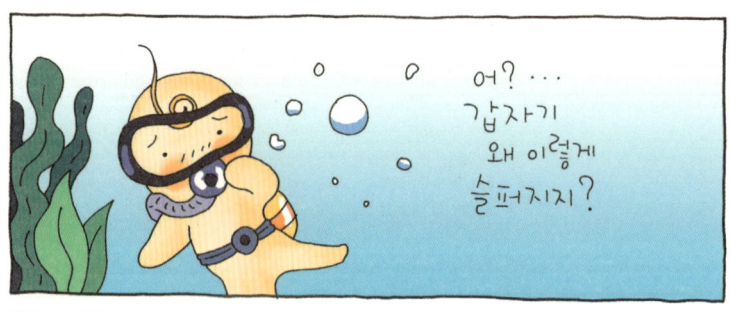

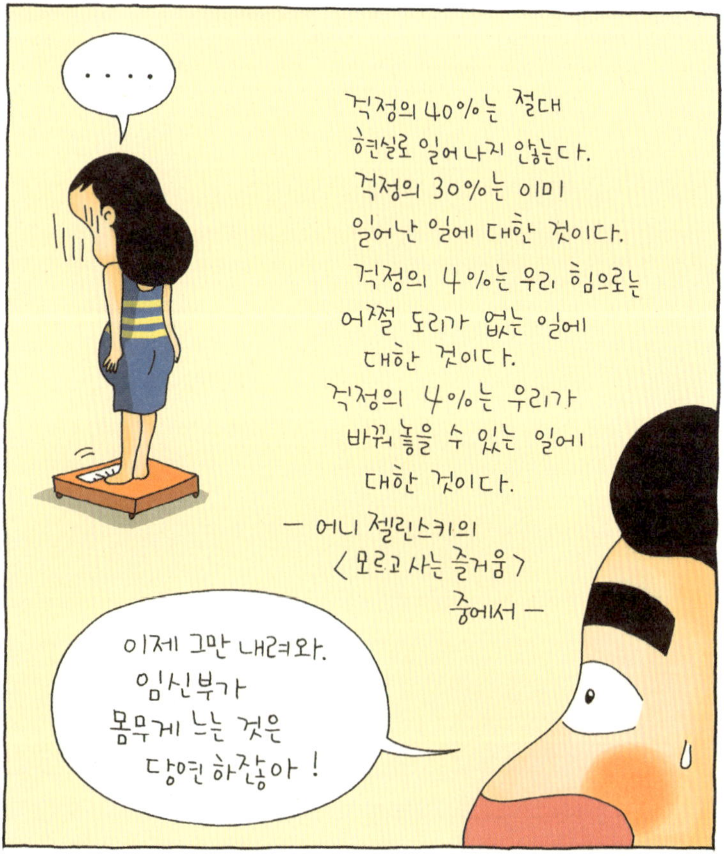

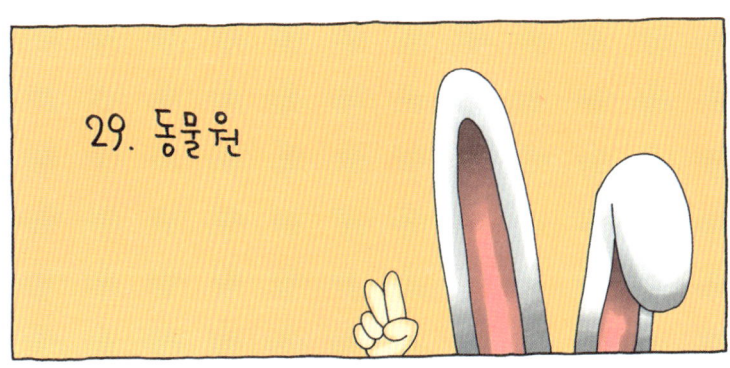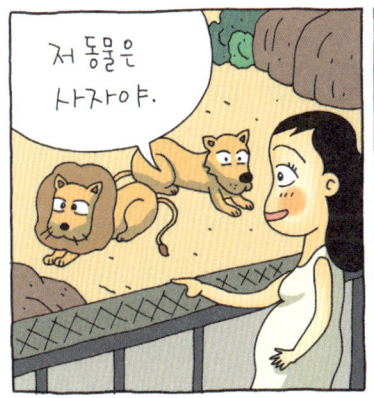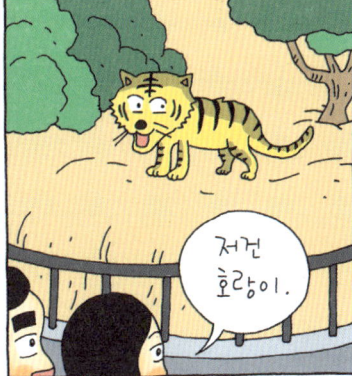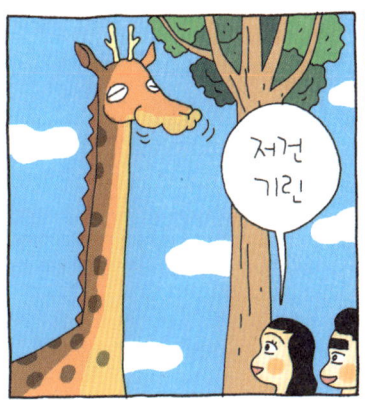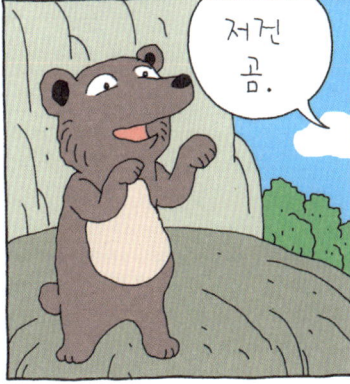

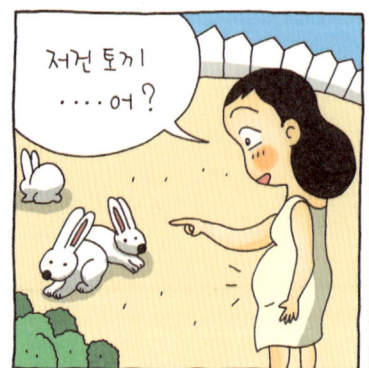
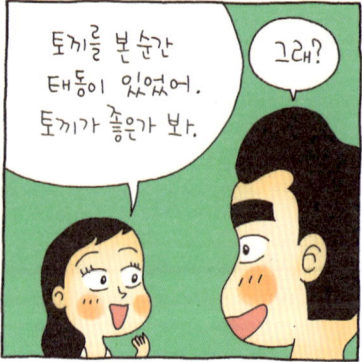
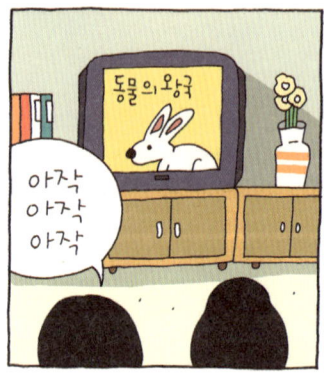
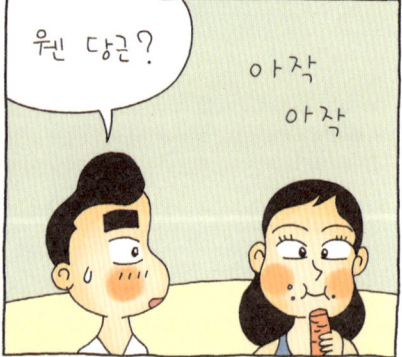
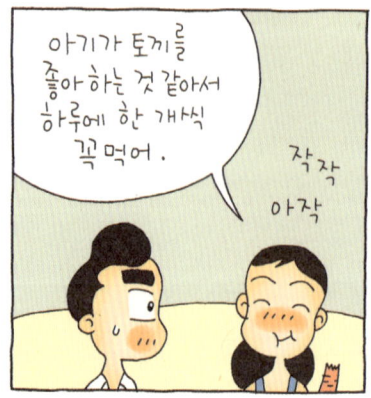
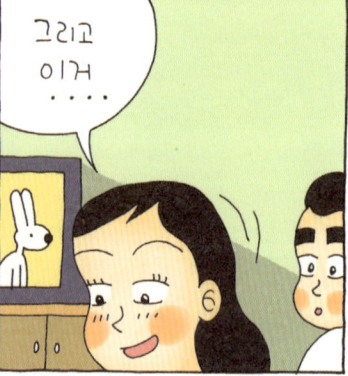

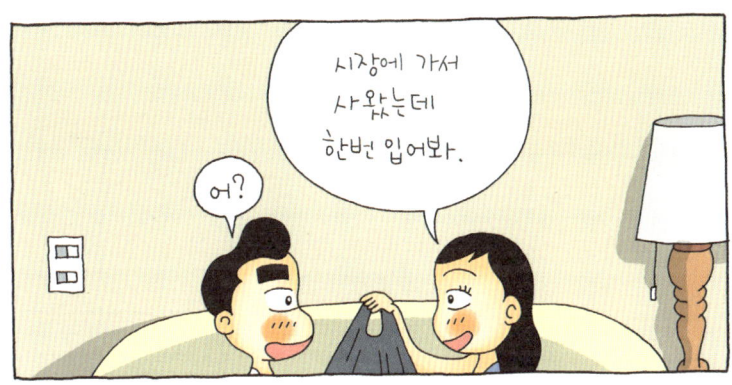
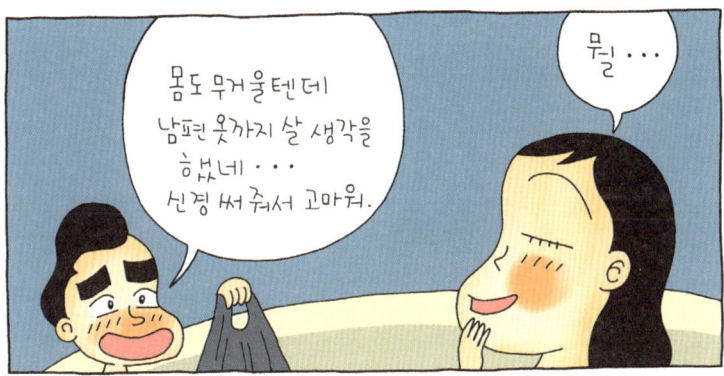
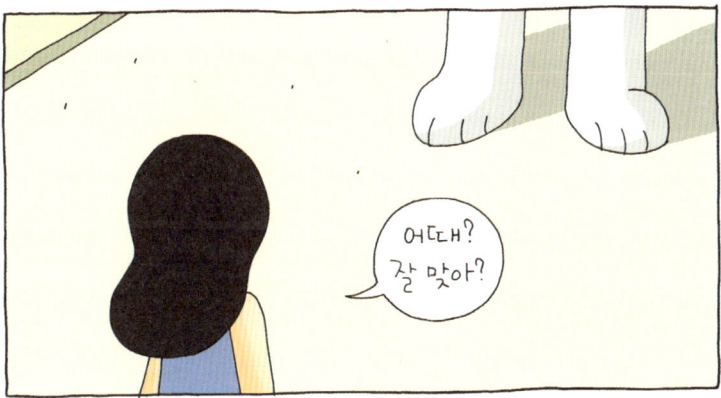

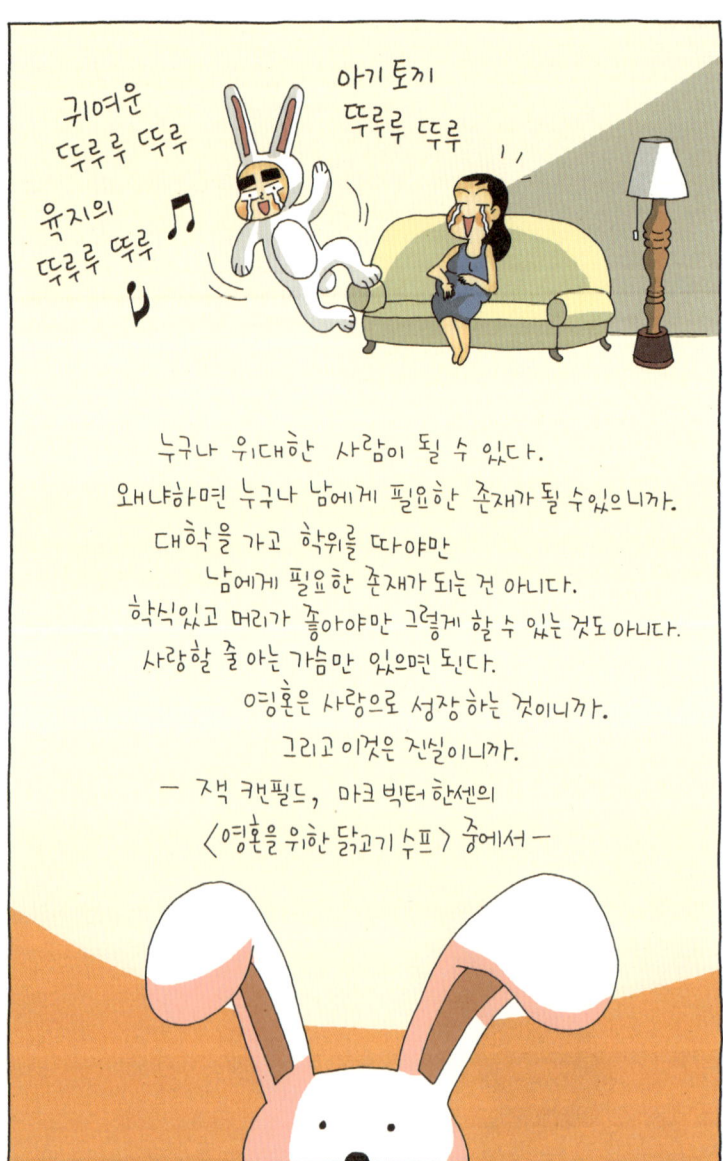

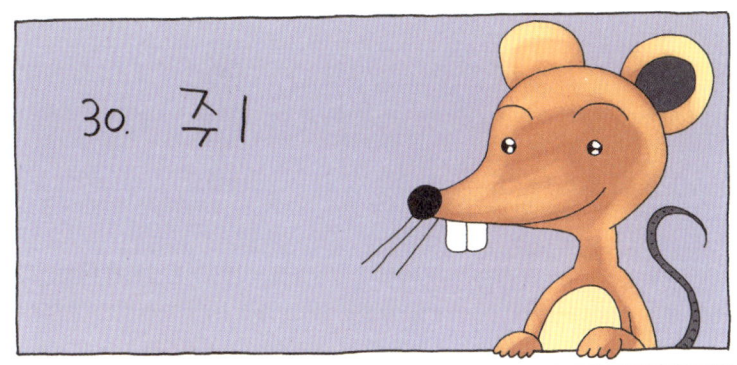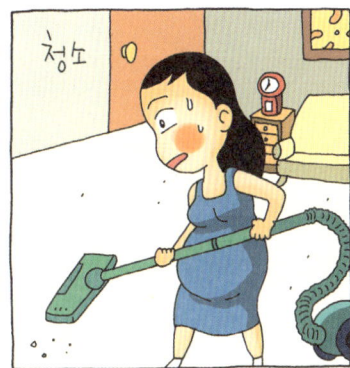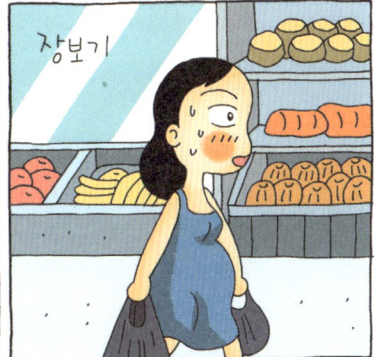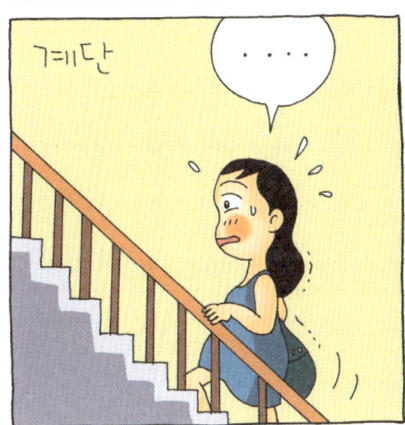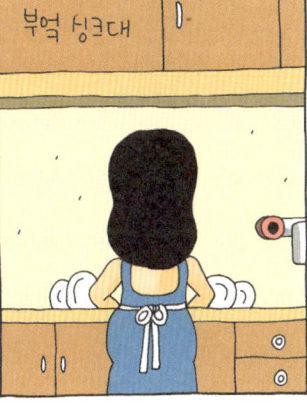

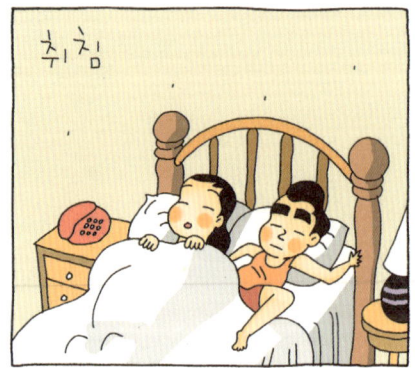
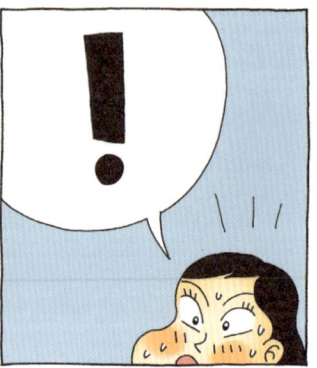
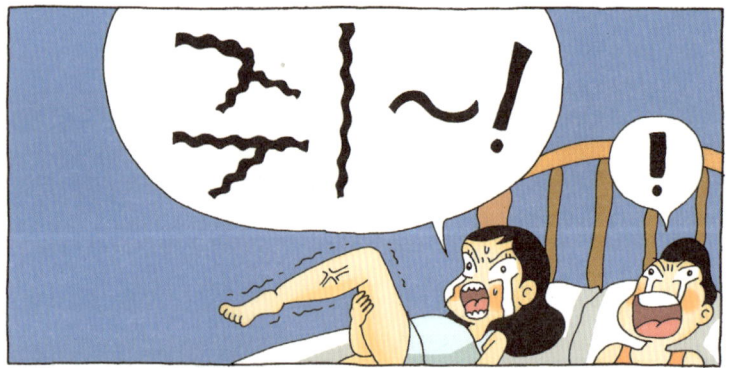
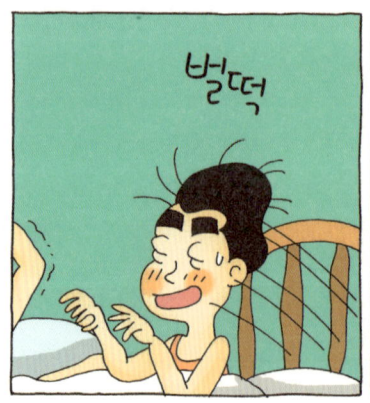
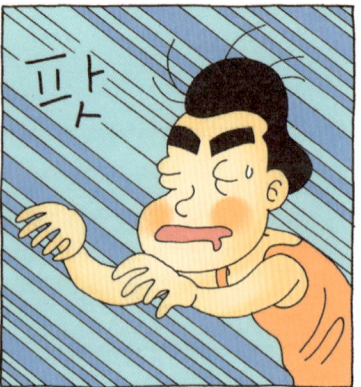

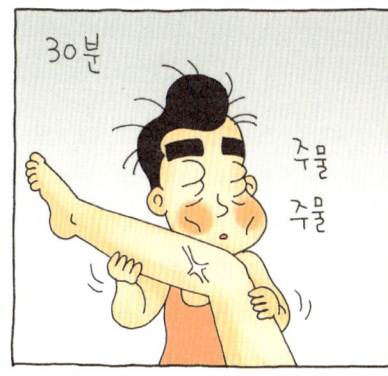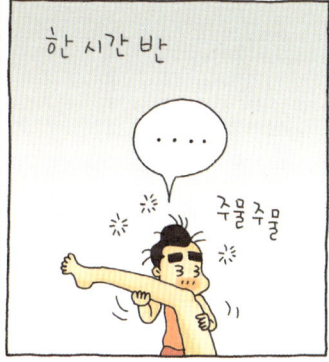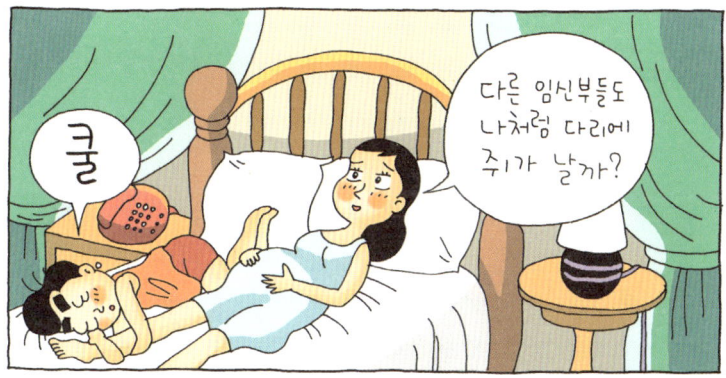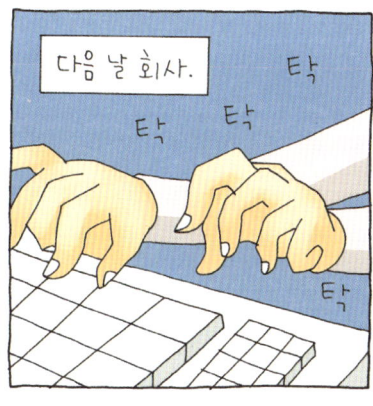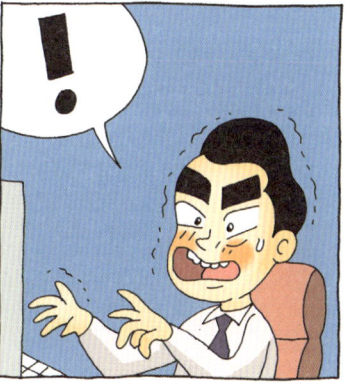

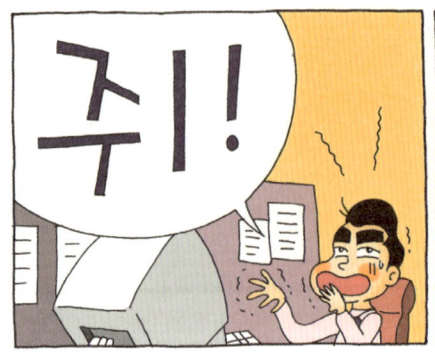
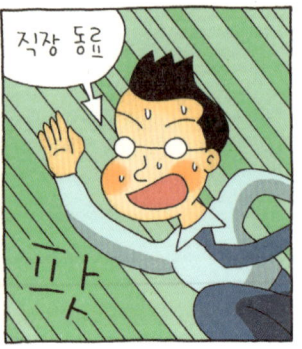
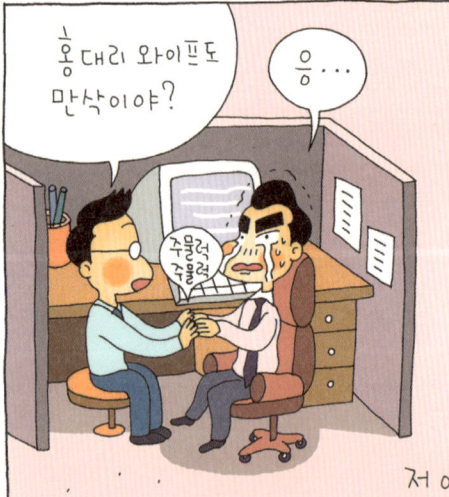

"헤이, 준
그건 아주 간단해.
이 일을 하면 우선
내가 행복하거든
그리고 내가
조금 도움을 주는
저 아프고 가난한 사람들도
아마 조금은 행복할 거야.
그러면 저 위에서 세상을 보고 계신
그 분께서도 행복해 하시지 않겠어?"
― 조병준의 〈제 친구들하고 인사하실래요?〉 중에서 ―

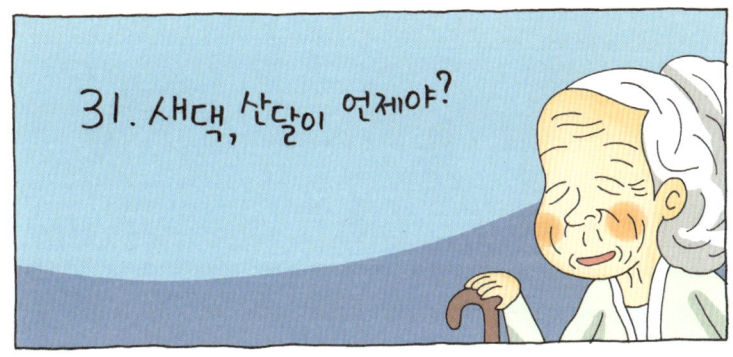
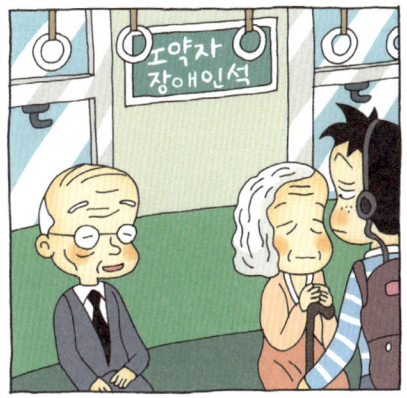
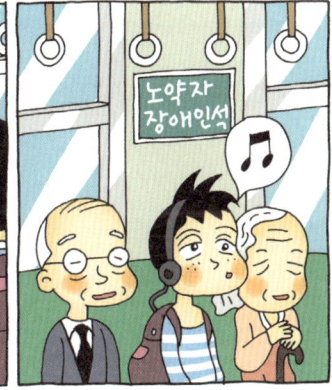
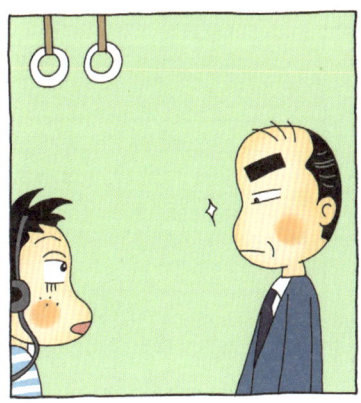
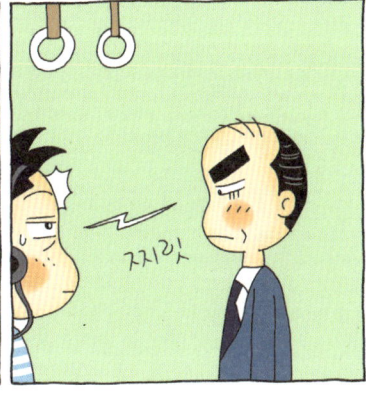

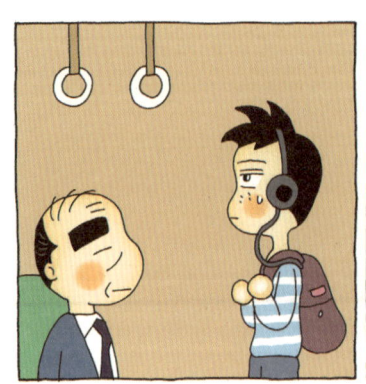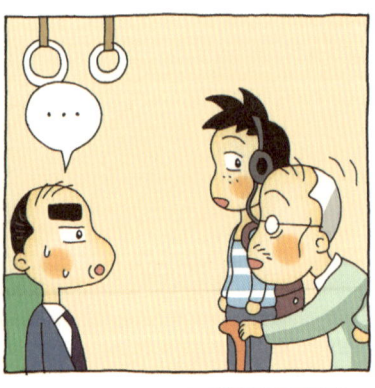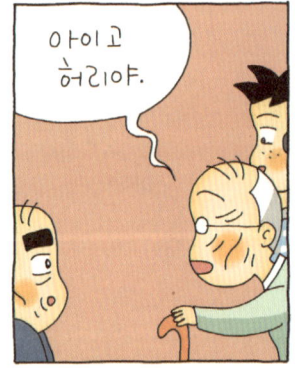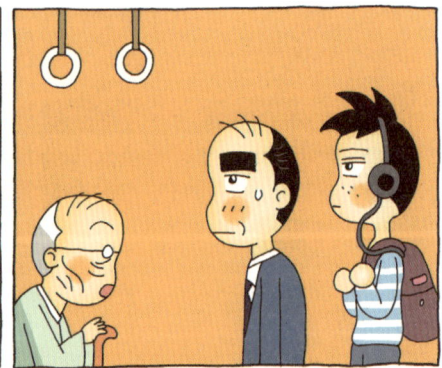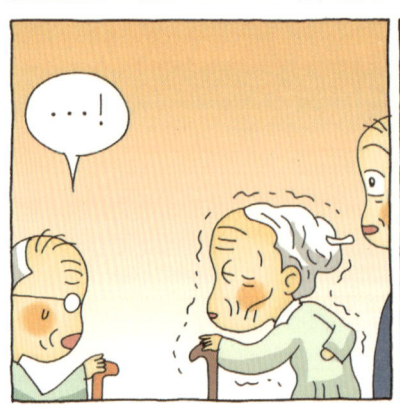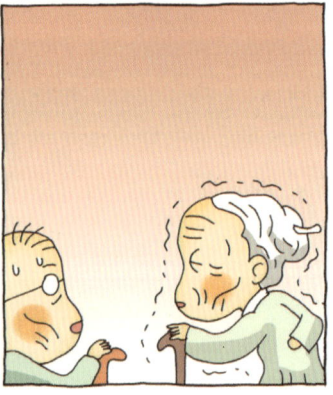

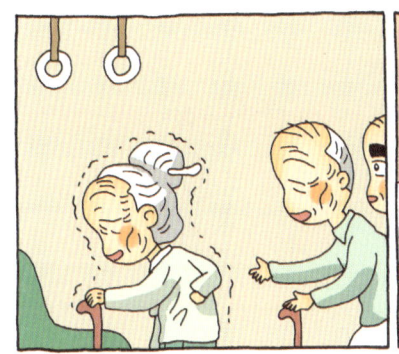
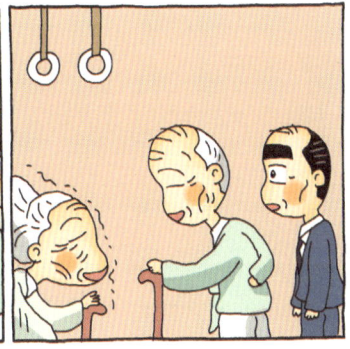
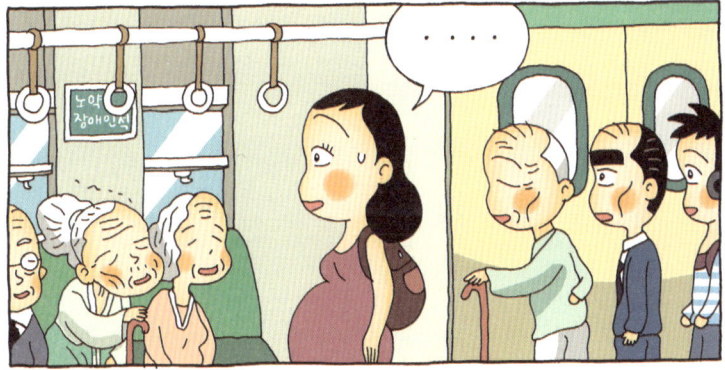
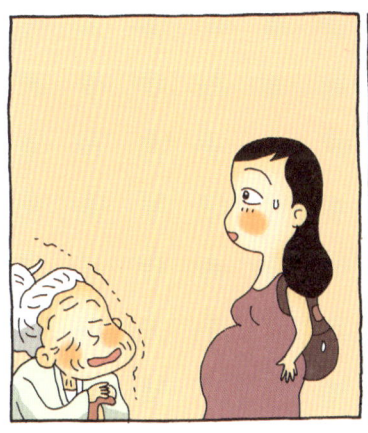
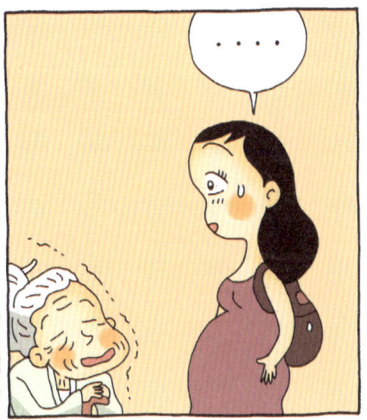

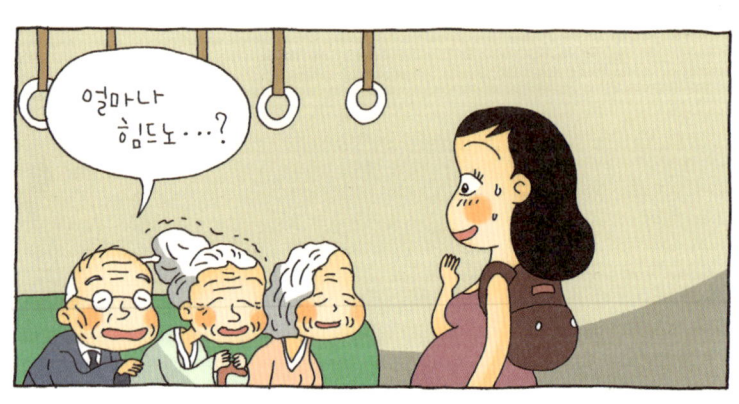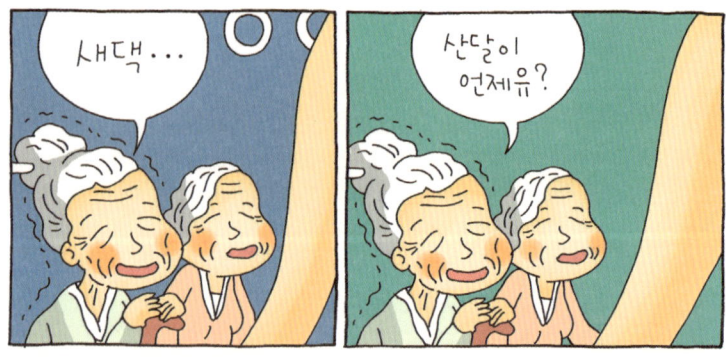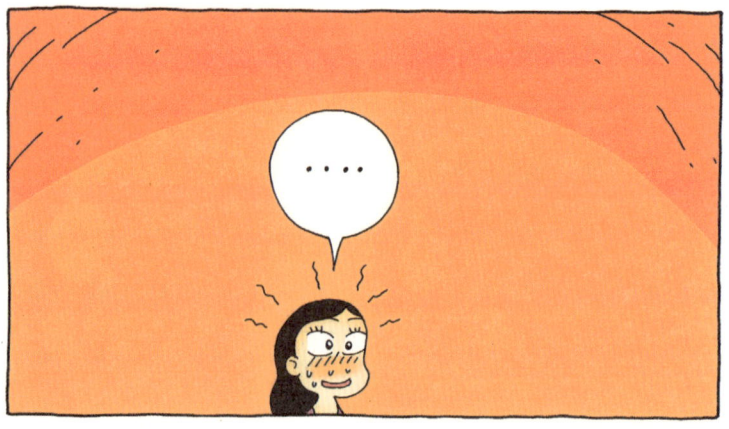

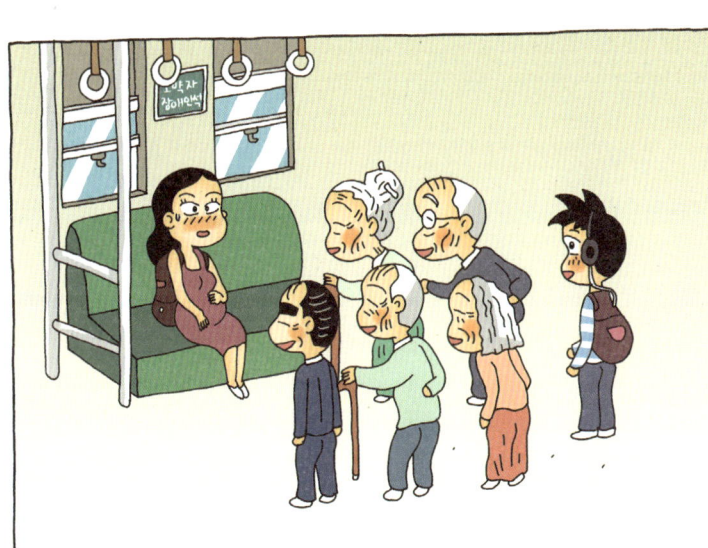

서로가 상처를
입히지 않도록 배려하며
관계를 조심스레 쌓아나갈 때
사랑은 조심스레 다가와
진정한 성숙의 경지로
인도해준다.
—안영상의 〈사랑은 없다〉중에서—

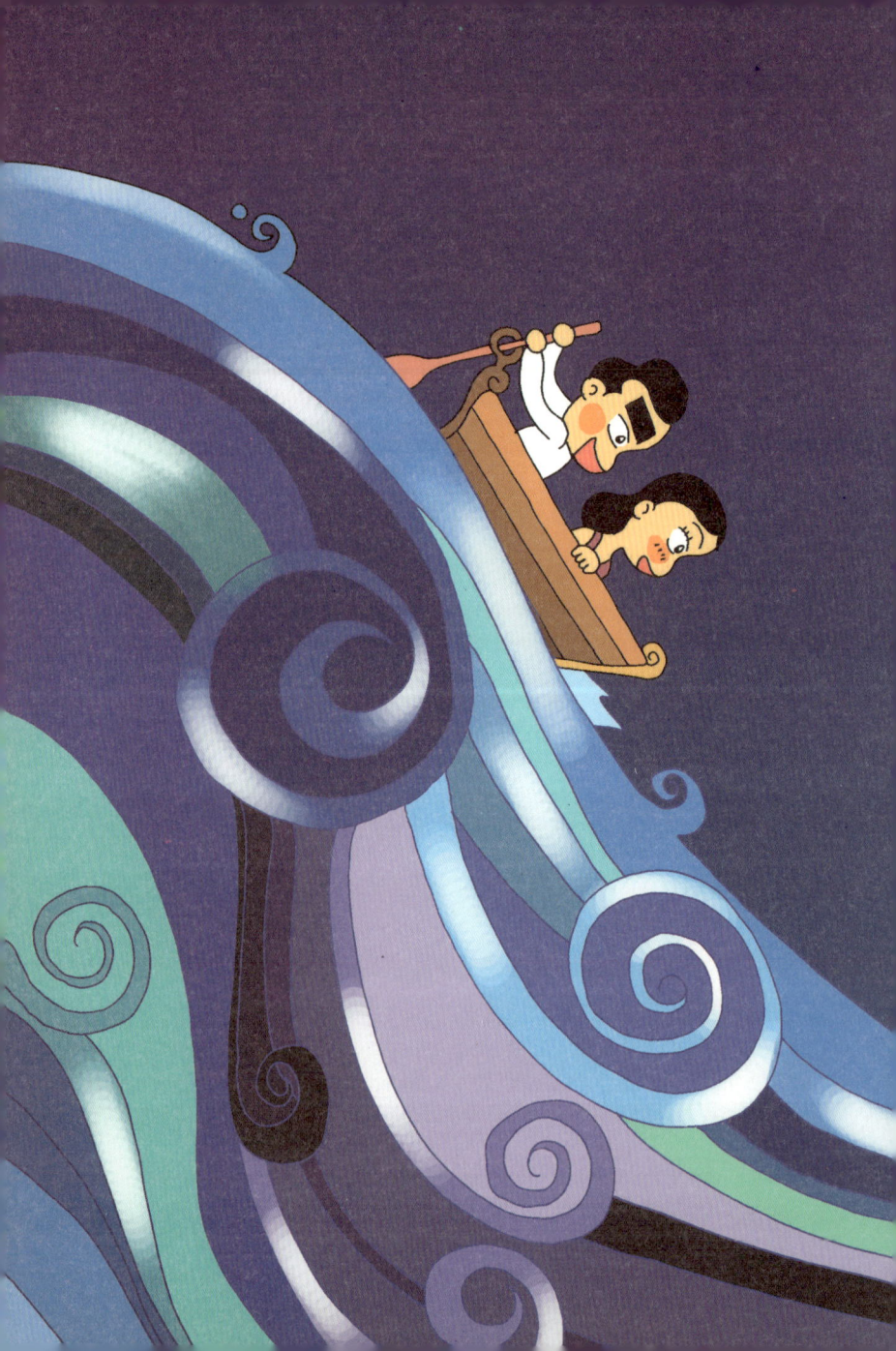

물처럼 낮은 곳을 향하여

최고의 선은
물과 같다.
물은 만물을 이롭게 할 뿐
결코 다투지 않는다.
그것은 모든 것이 싫어하는
낮은 곳에 처한다.
그래서 물은
도(道)에 가깝다.
- 노자의 〈도덕경〉 중에서 -

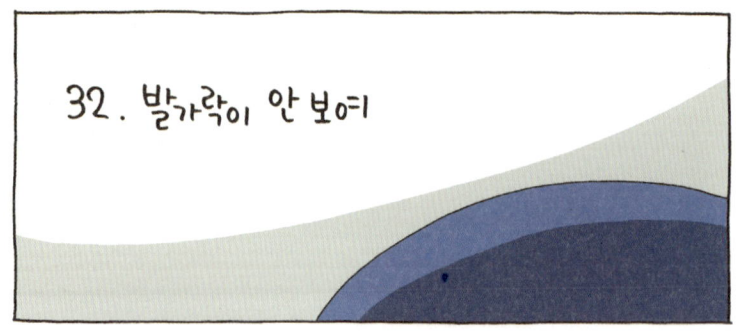
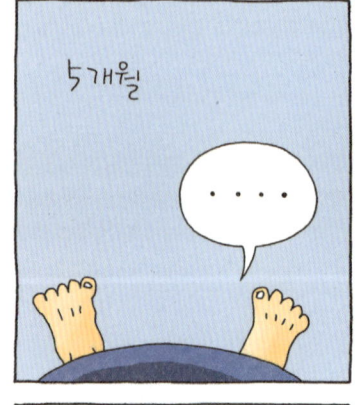
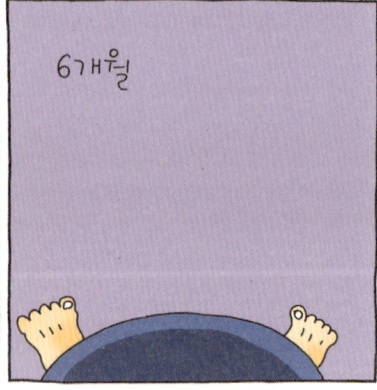
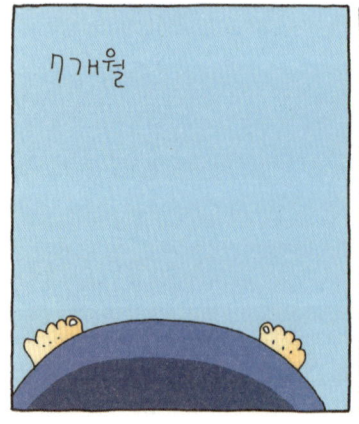
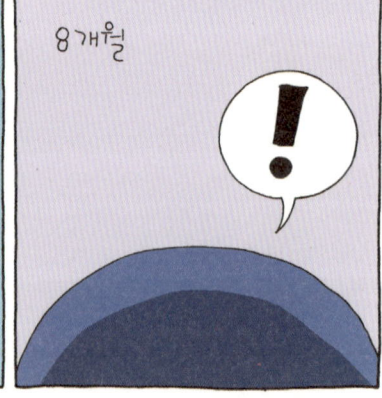

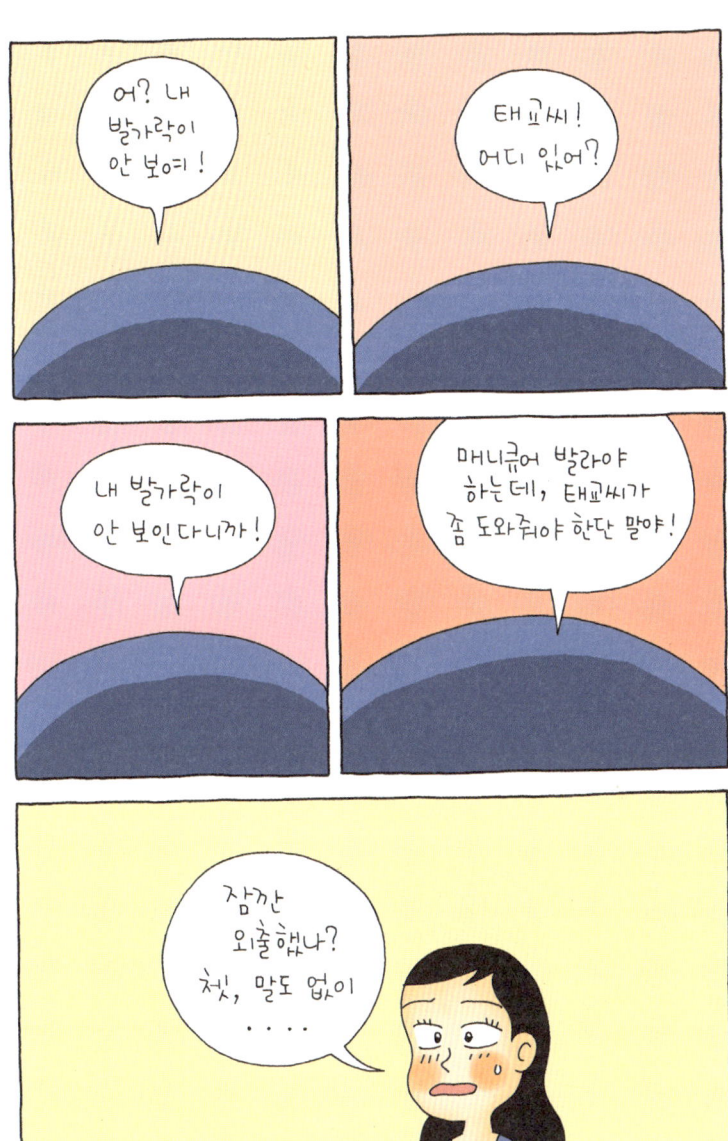

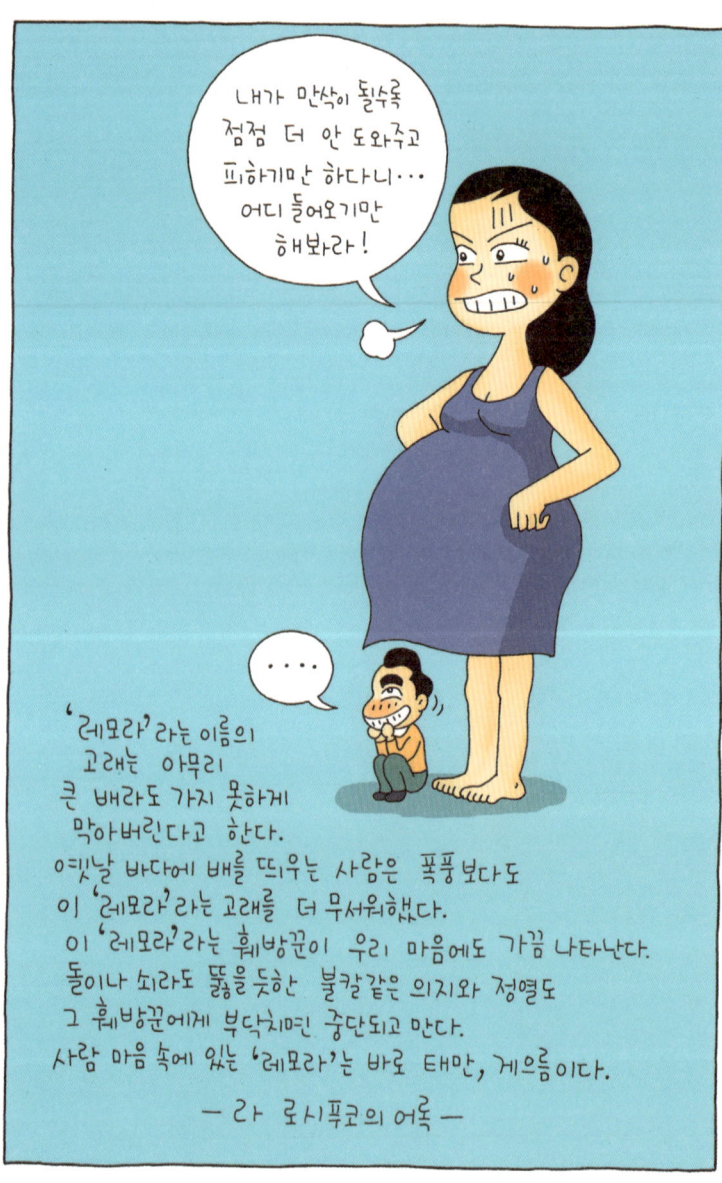

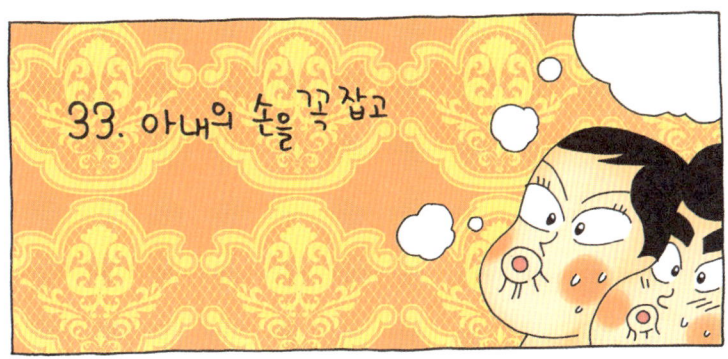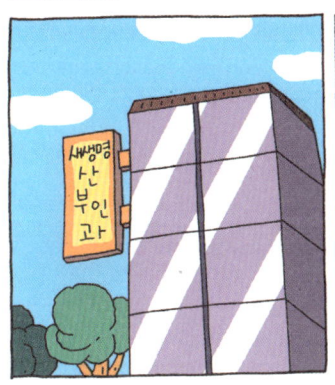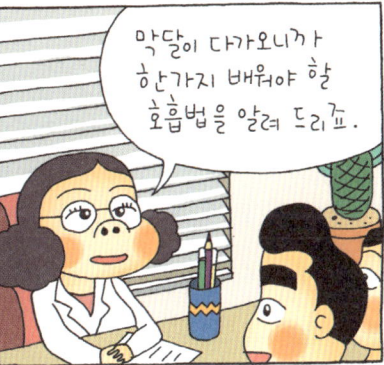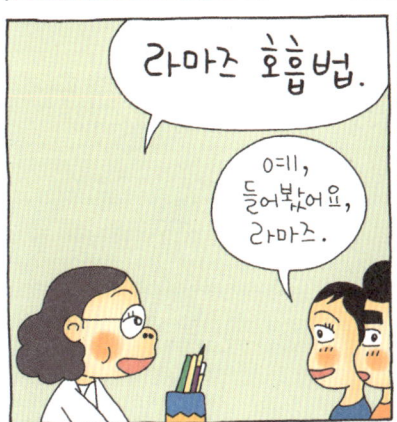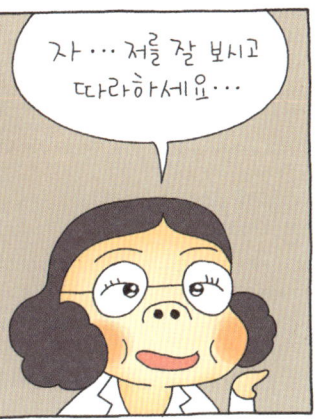

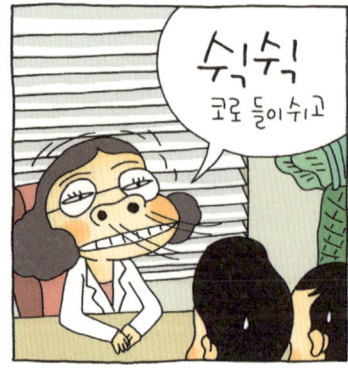
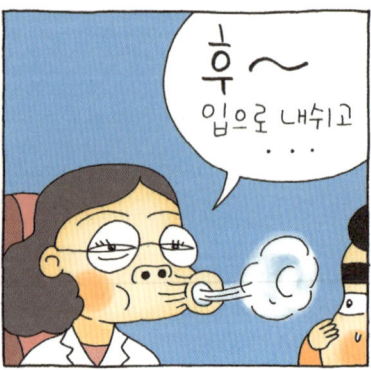
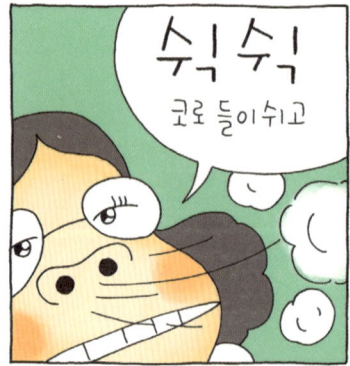
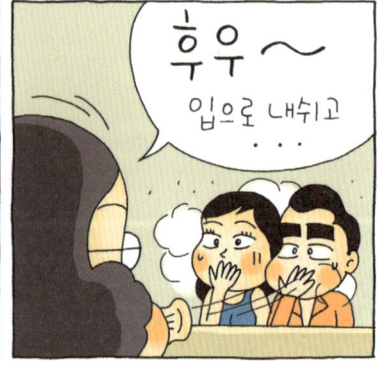
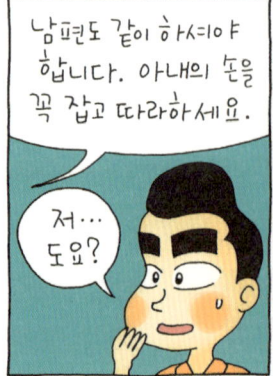
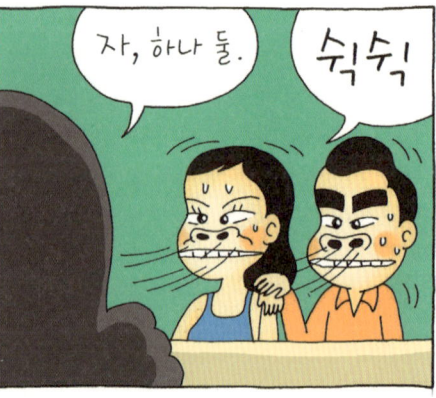

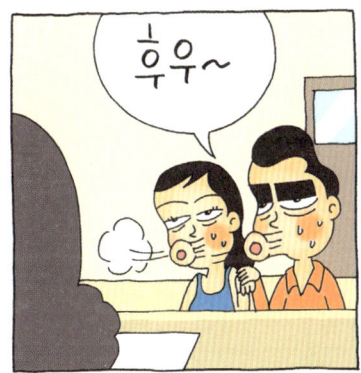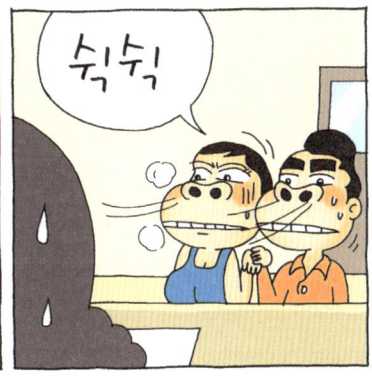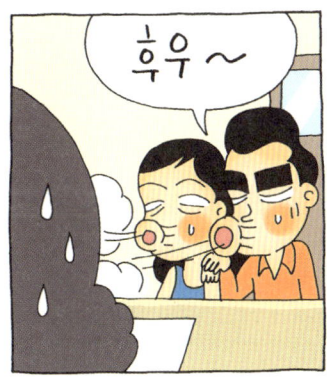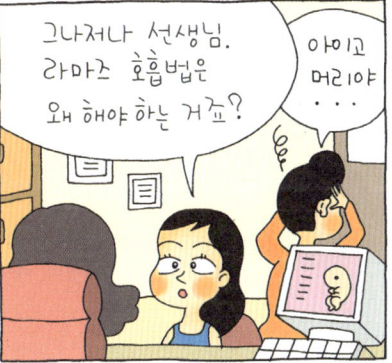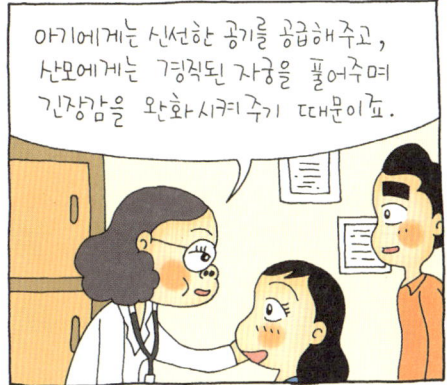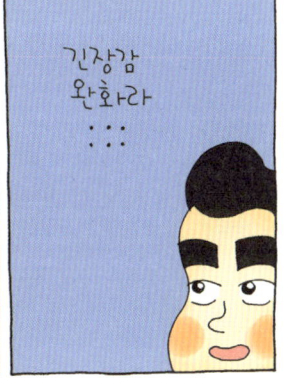

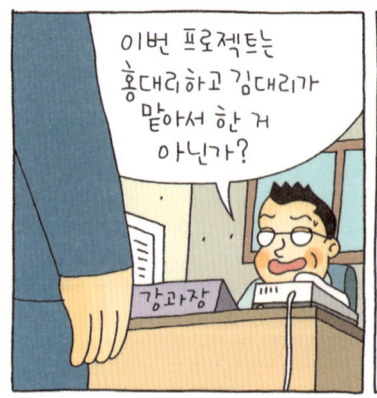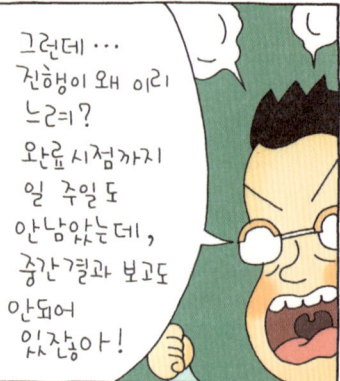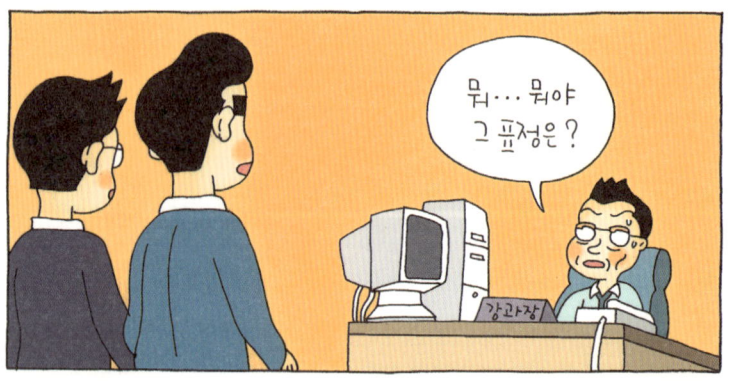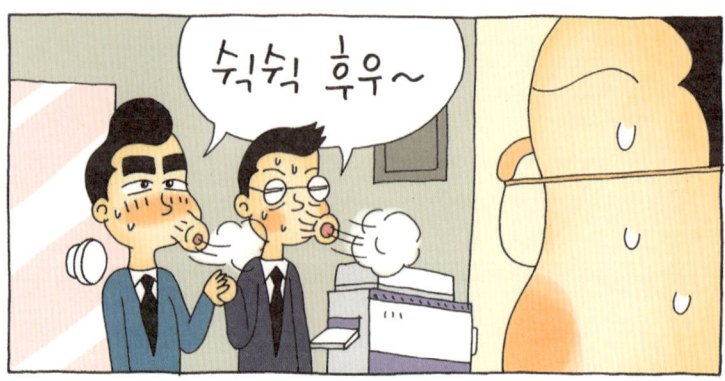

수도자는 스스로의 몸에
고통을 가하는 가운데
정신 집중을 함으로써 긴장과 아픔을 견디고
계시와 깨달음을 얻는다.
그것은 어느 누구도 가르쳐줄 수 없는
귀중한 체험이다.
창조력은 우연히 솟아나는 것이 아니라
상당 기간 정신을 집중시킨 결과로 나온다.
그러기에 긴장을 견디지 못하는 사람에게
창조성을 기대하기 어렵다.
— 김용운·김용국의 〈아이디어 깨우기,
성공하는 사람들의 수학적 사고법〉중에서.

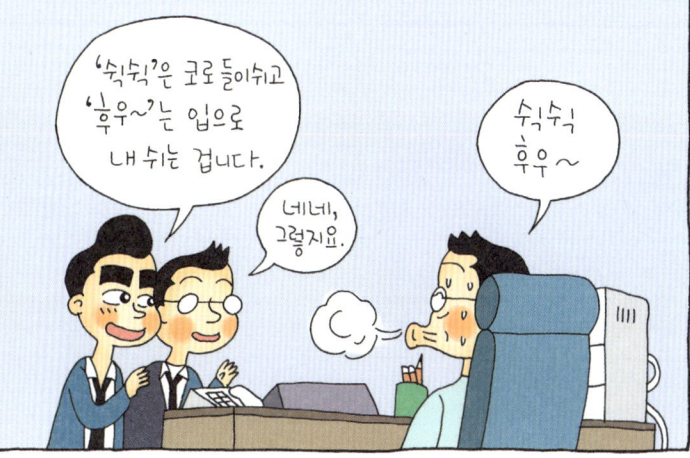

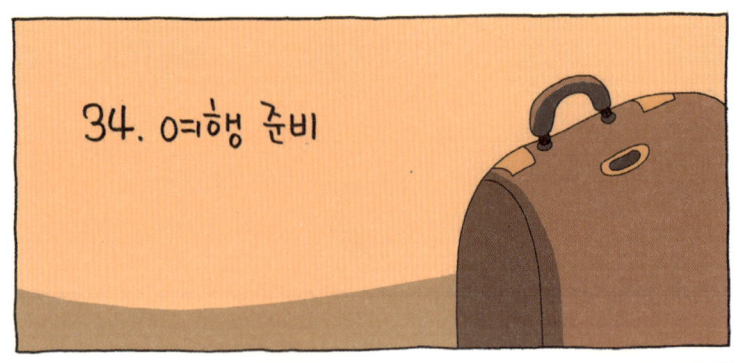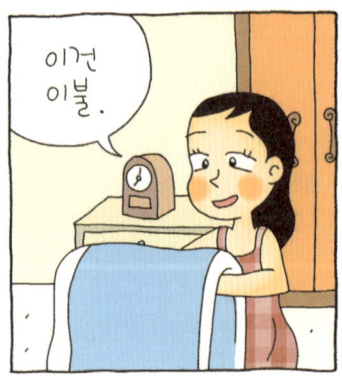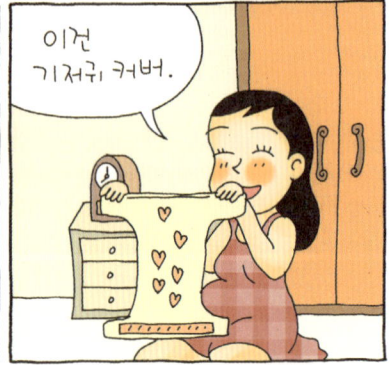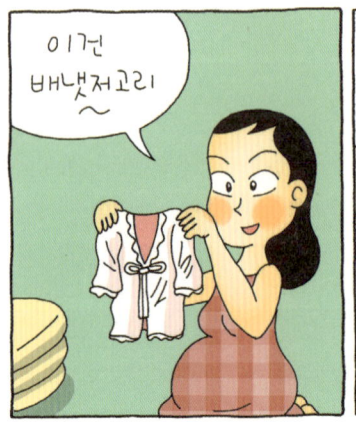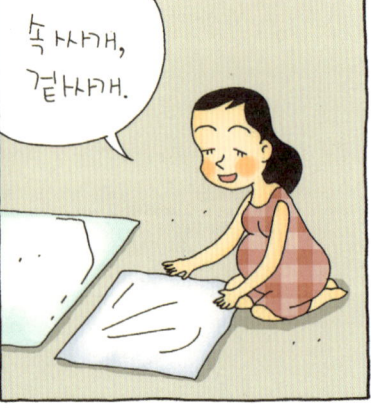

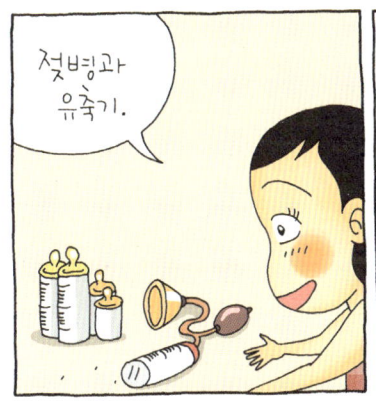
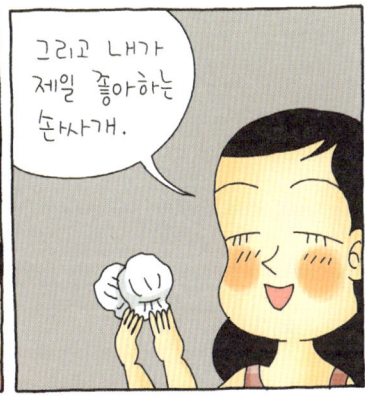
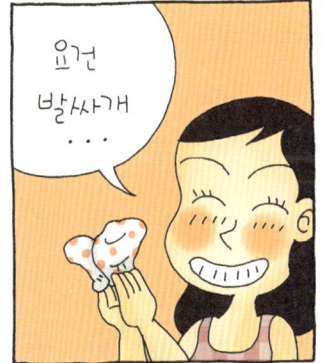
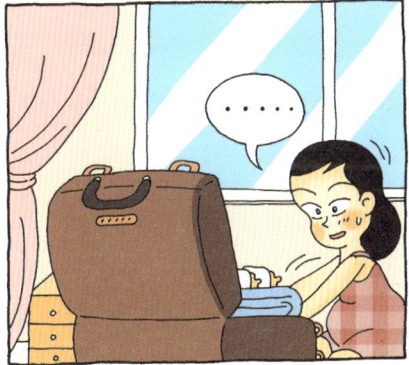
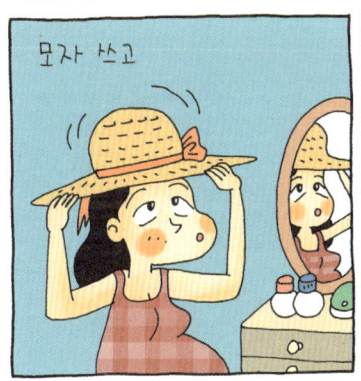
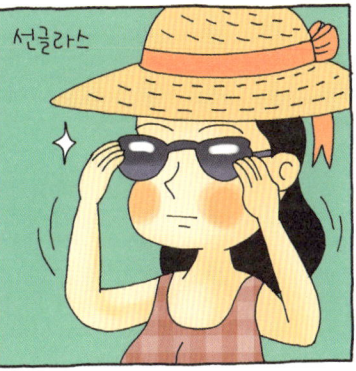

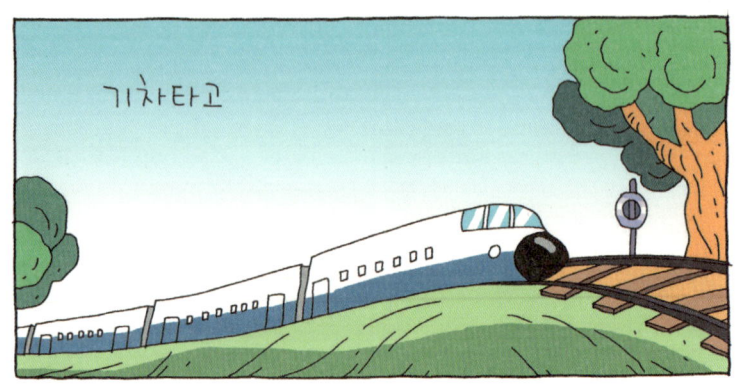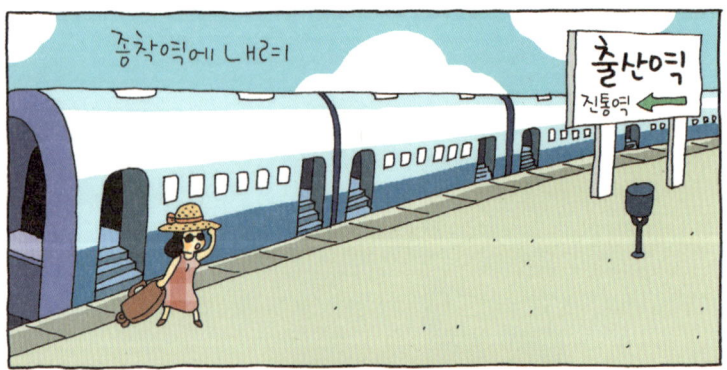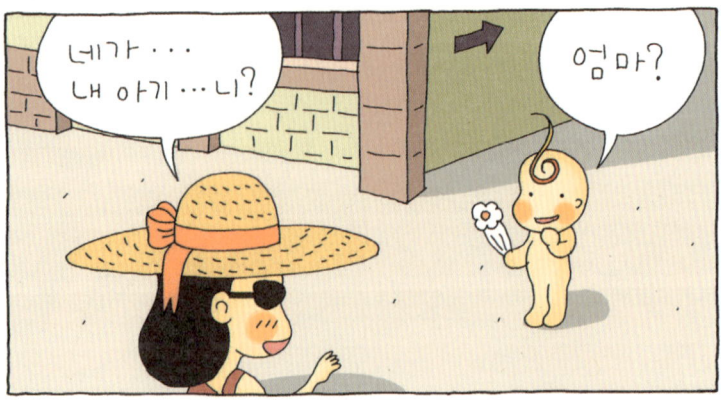

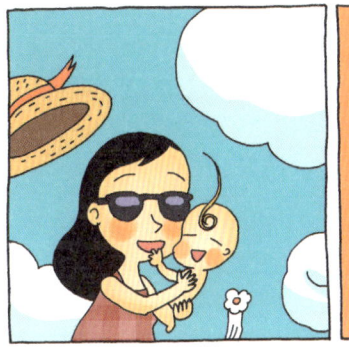
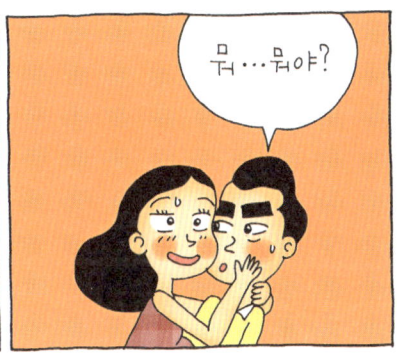
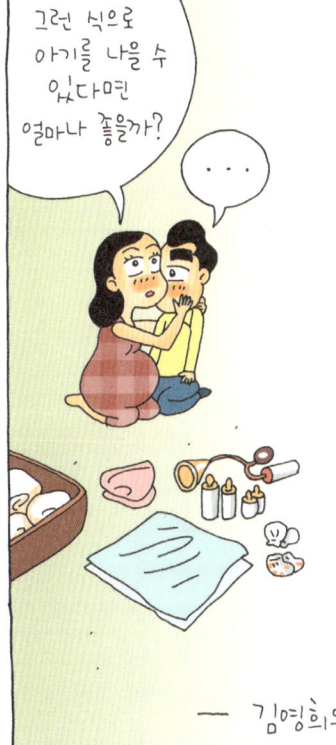

바람에도 색깔이 있었다.
수선화에 묻어오는 바람이 다르고,
아기 기저귀에 묻어오는 바람이 다르고
더군다나 머리카락 긴 청년의
사랑에서 흘러나오는 바람이 달랐다.

그런 생각이 일어나는 날은
혼자 기차를 타고 어디론가 달려갔다.
몇 정거장을 가다가
한적한 간이역에 내리면
한적한 바람이 거기에
몰려 있었다.
설거지 행주 군내에 젖은
여인이 그 껍질을 깨고 싶은
때도 있었다.
바람을 맞으러 홀로 들판에 나섰다.

— 김영희의 〈아이를 잘 만드는 여자〉 중에서 —

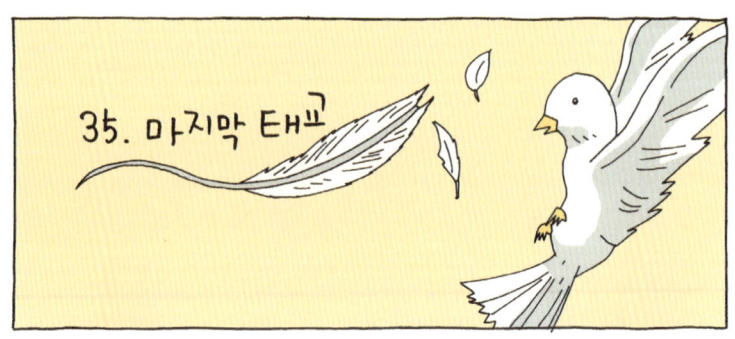

35. 마지막 태교

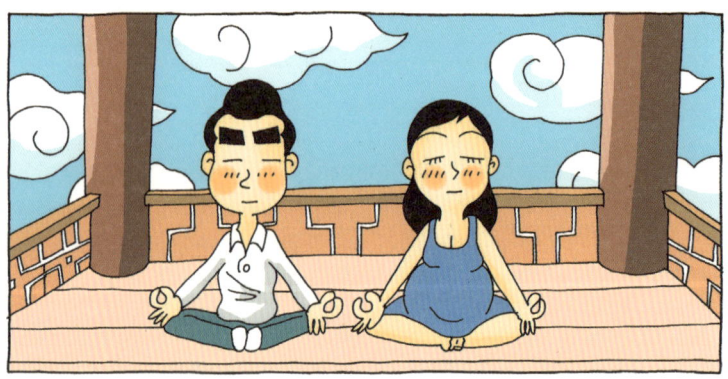

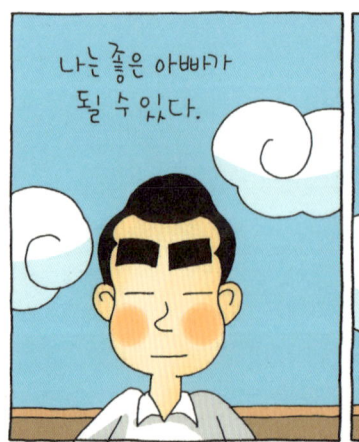

나는 좋은 아빠가 될 수 있다.

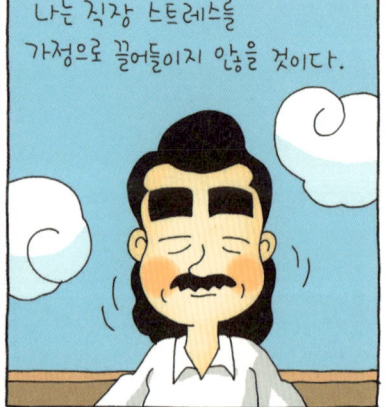

나는 직장 스트레스를 가정으로 끌어들이지 않을 것이다.

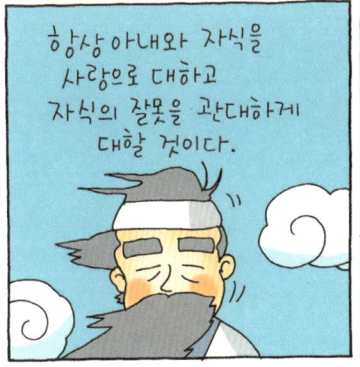
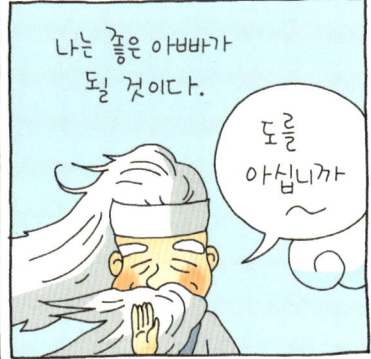
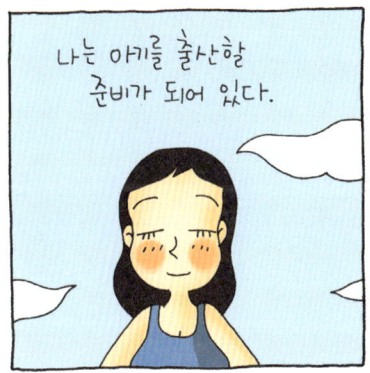
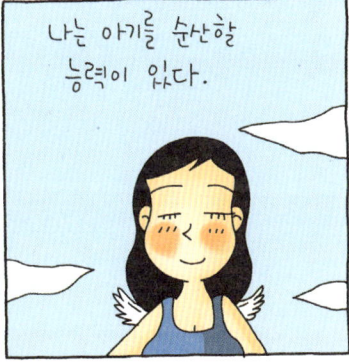
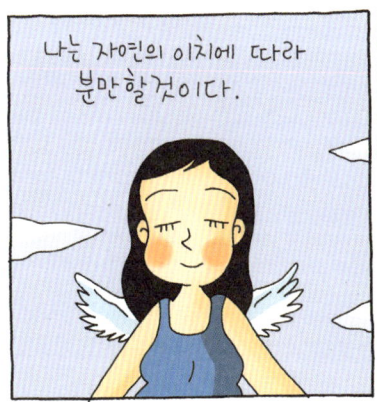
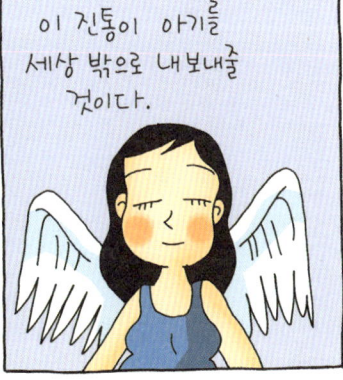

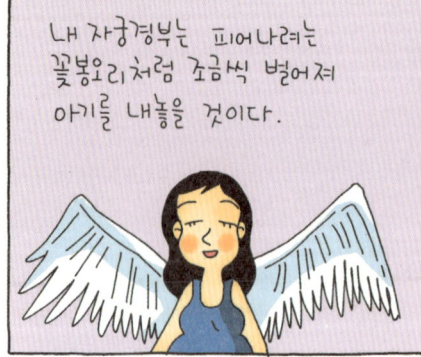
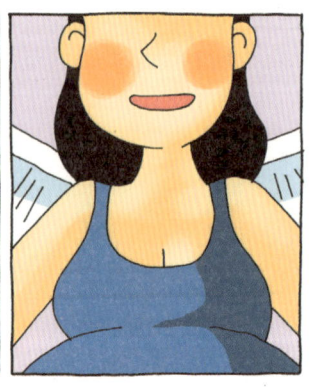
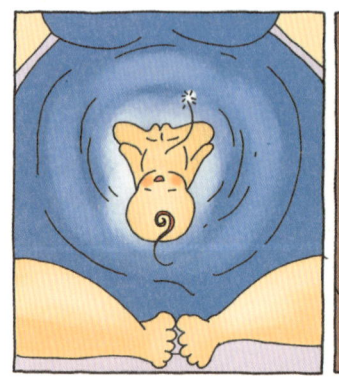
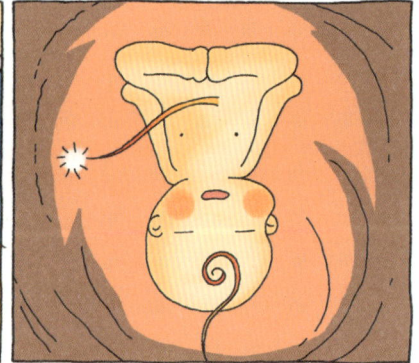
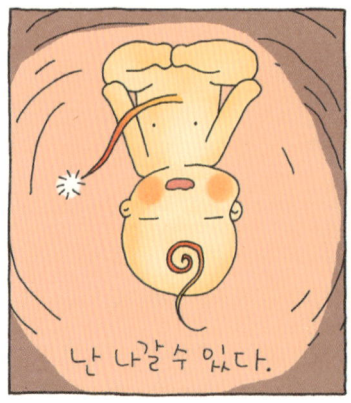
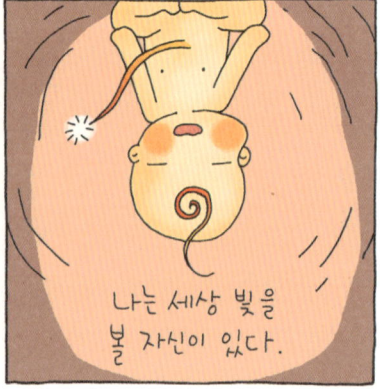

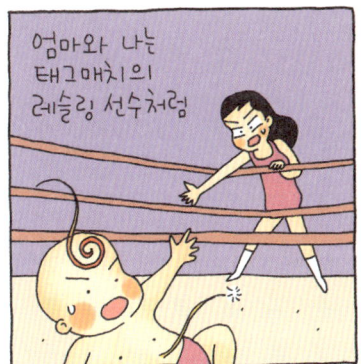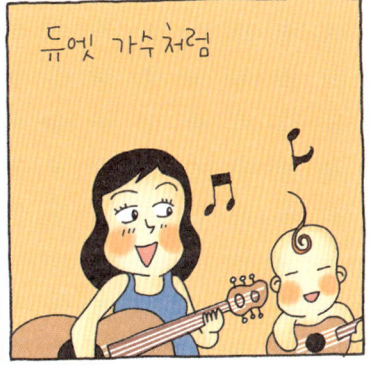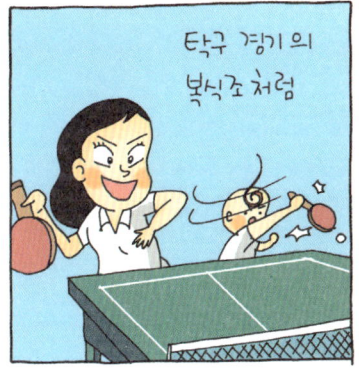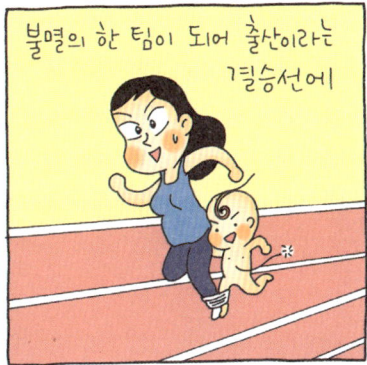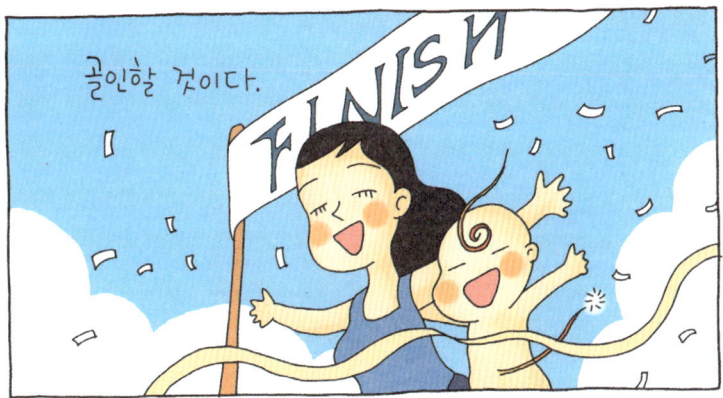

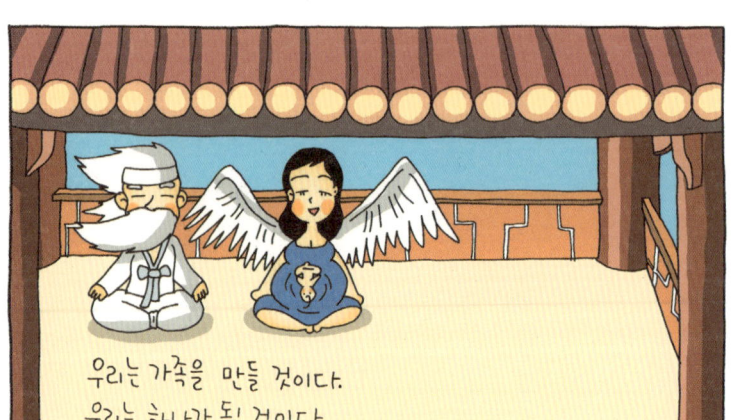

우리는 가족을 만들 것이다.
우리는 하나가 될 것이다.

    인생은 맑고 고요한 날보다는
그렇지 않은 날들이 많다.
그러한 때에 등대처럼 꺼지지 않는
불꽃으로 나를 인도하는 것이 있다.
바로 나의 의지와 결심이다.
그것은 평소에는 잘 드러나지 않는다.
그럼에도 나는 든든하다.
그것이 내 안에서 우뚝 서서
    빛나고 있다는 사실만으로도.

    - 고도원 엮음
      〈못생긴 나무가 산을 지킨다〉
          중에서 -

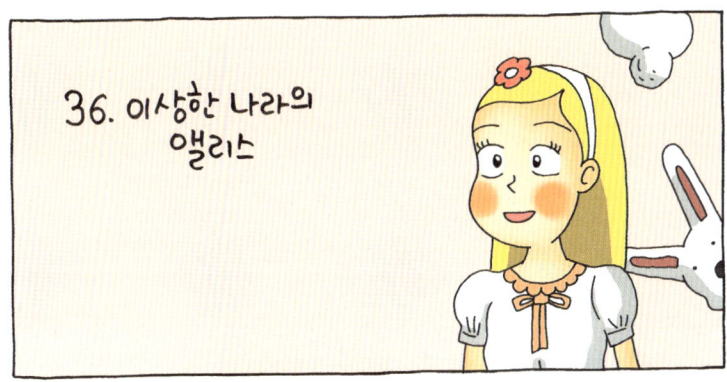

36. 이상한 나라의 앨리스

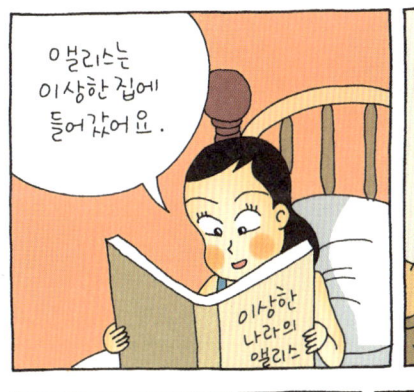

앨리스는 이상한 집에 들어갔어요.

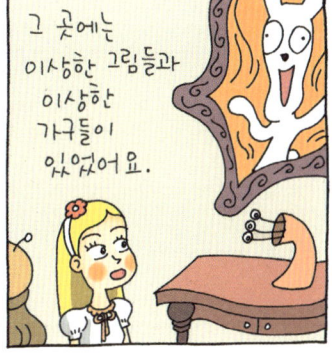

그 곳에는 이상한 그림들과 이상한 가구들이 있었어요.

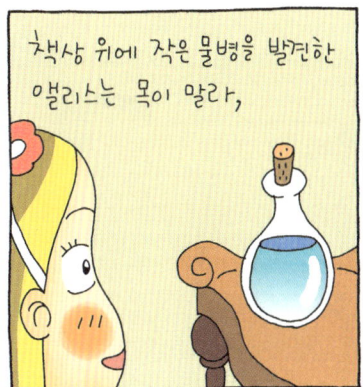

책상 위에 작은 물병을 발견한 앨리스는 목이 말라,

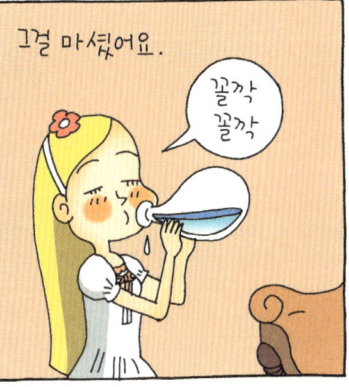

그걸 마셨어요.

꼴깍 꼴깍

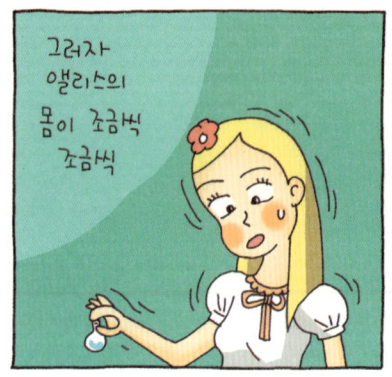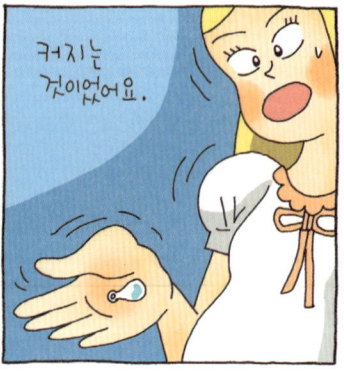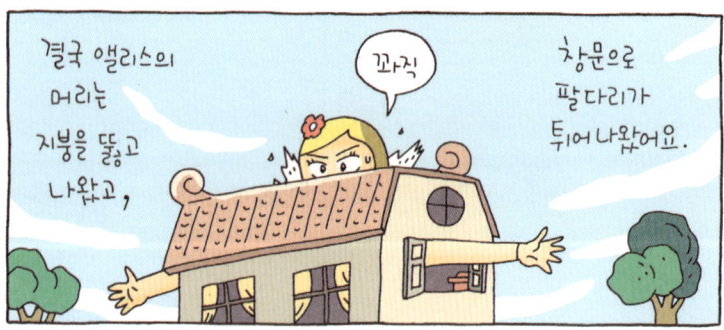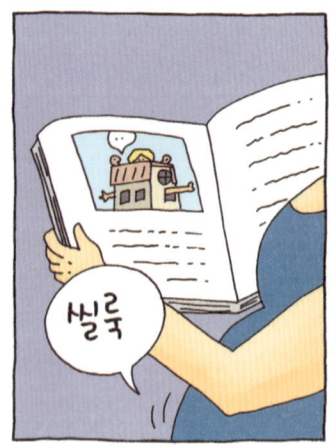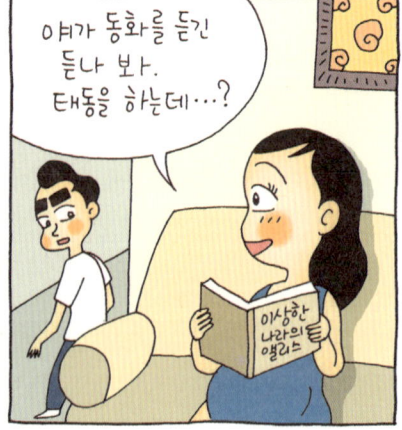

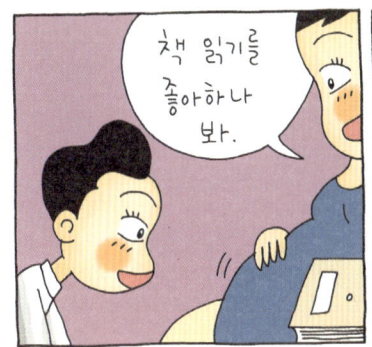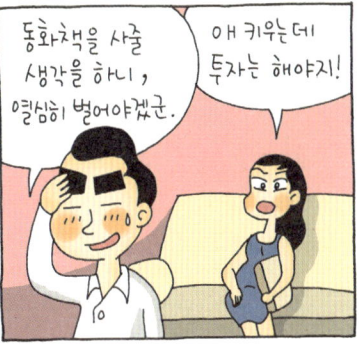

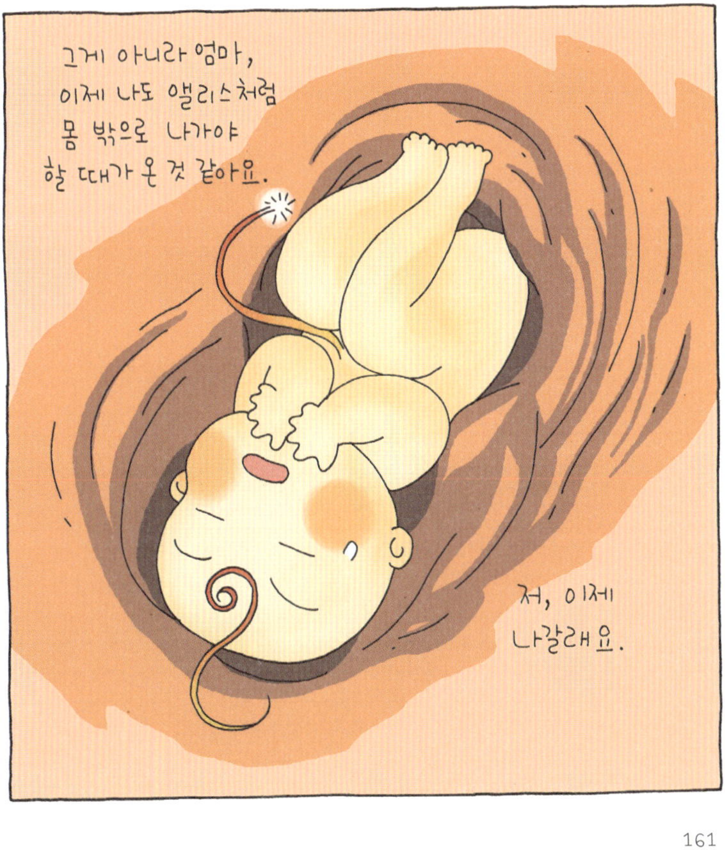

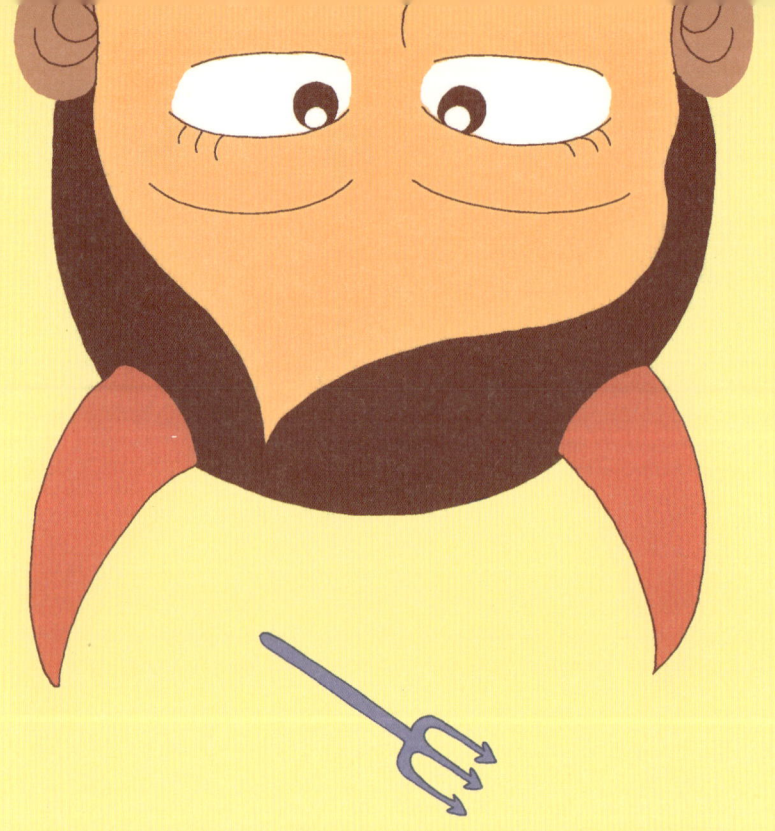

선한 마음도 나쁜 버릇도
모두 자기의 마음속에 있다.
어떻게든 실제로 행동
하는 것은 자기 속에 간직된
능력 때문이며 그렇게
하지 않는 것도 자기의
능력 때문이다.

뭔가를 하고 안 하고는
자기의 가능성이다.
아름답게 느껴지는 행동도
부끄럽게 여겨지는 행동도
자기 속에 있는 것이다.
부끄러운 일을 하지않는 것도
자기 능력의 문제다.
― 아리스토텔레스의
〈니코마코를 위한 도덕〉
중에서 ―

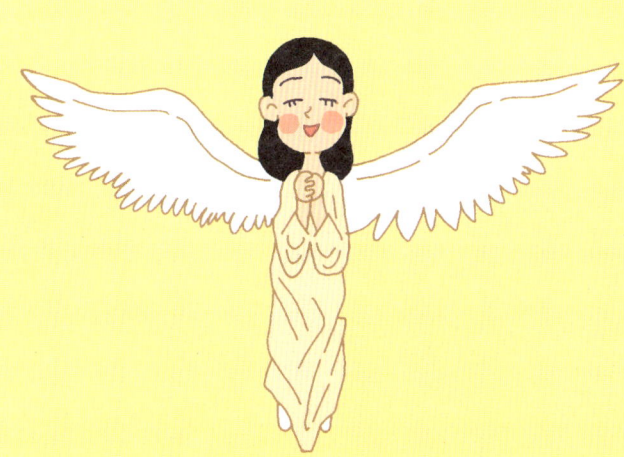

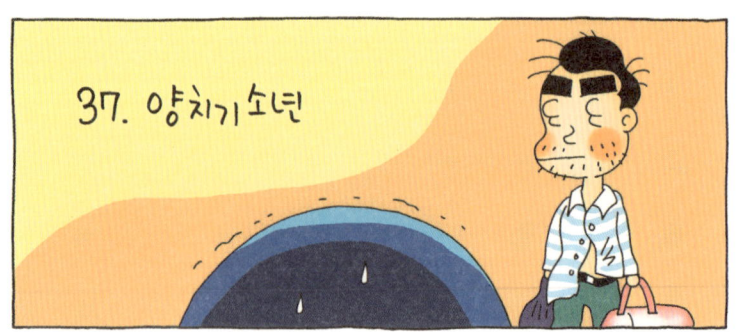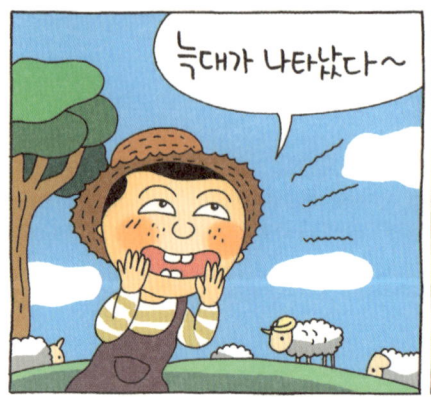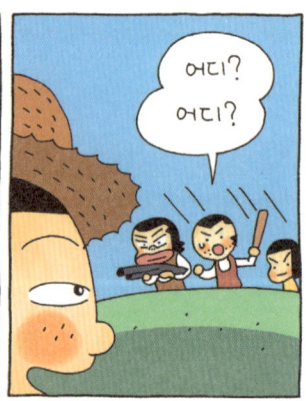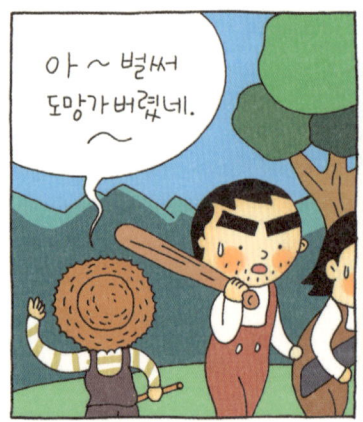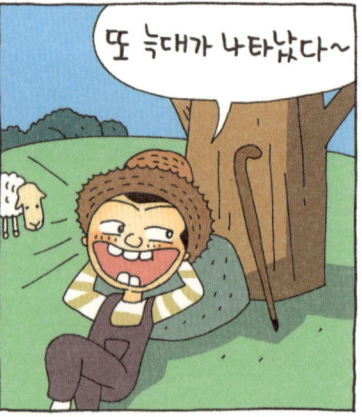

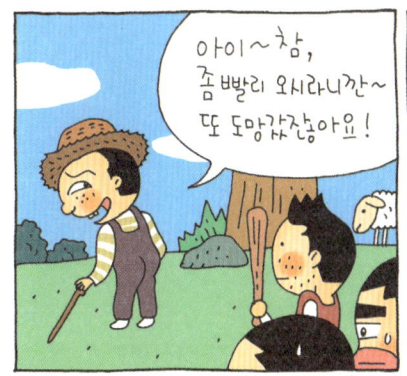
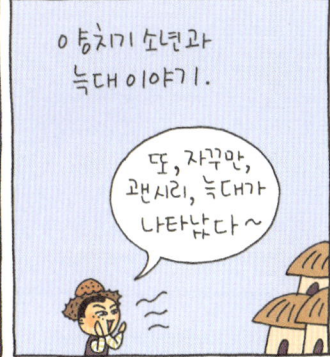
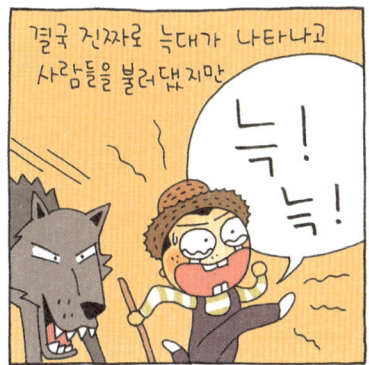
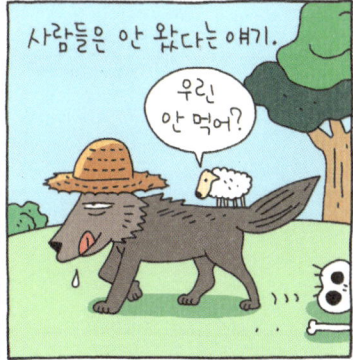
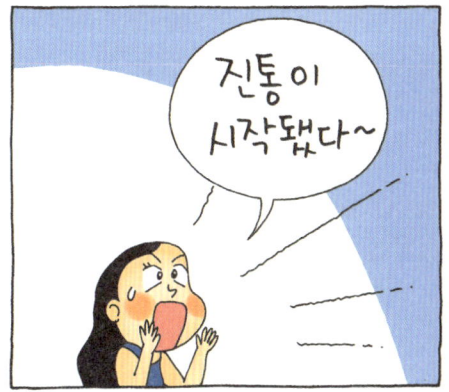
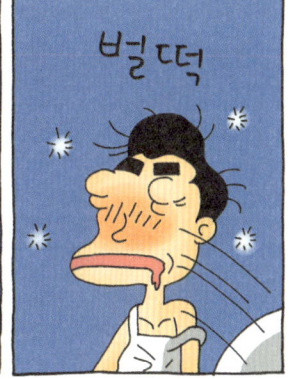

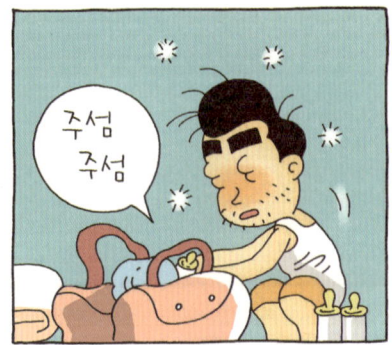
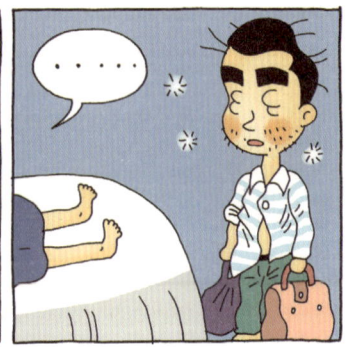
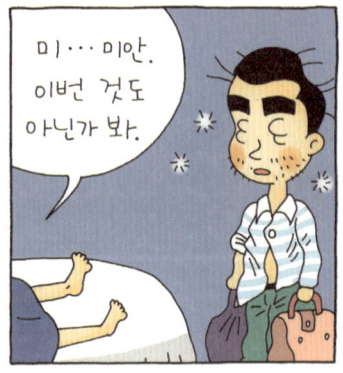
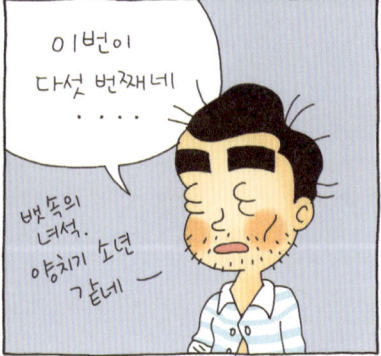
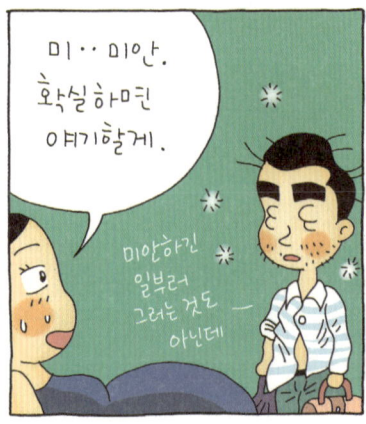
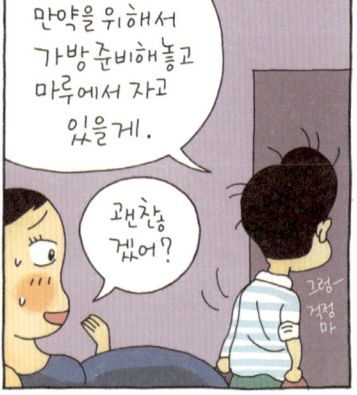

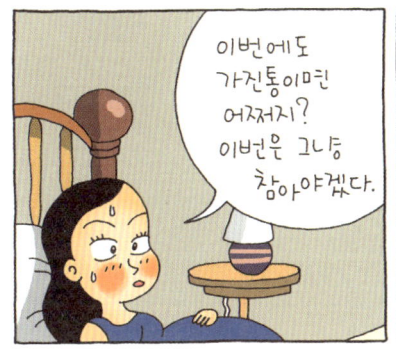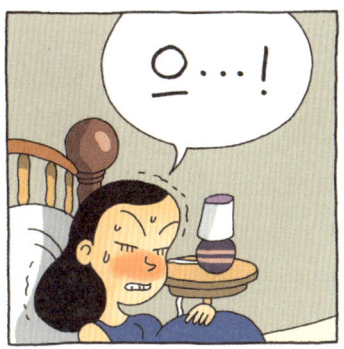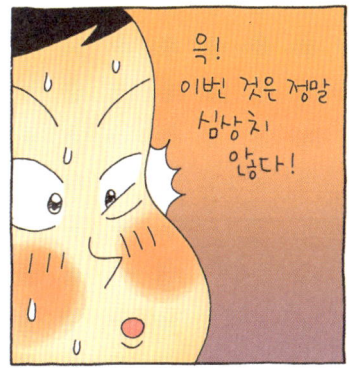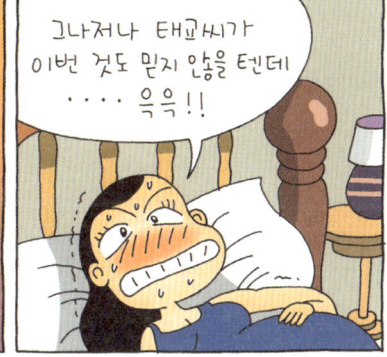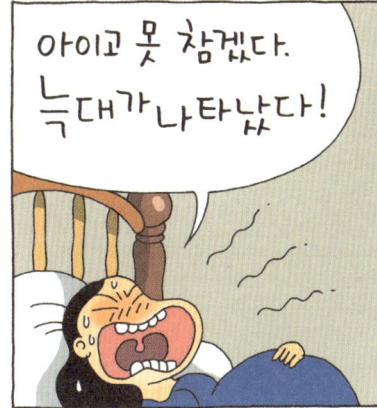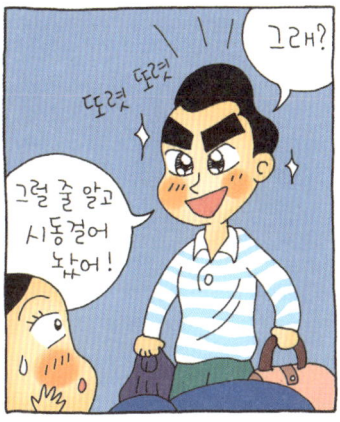

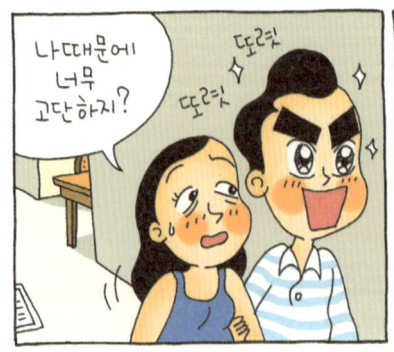
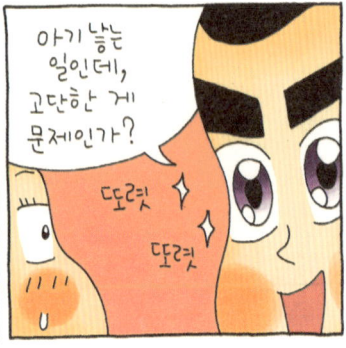

자유로운 사람이란
제멋대로 구는 오만스러움 없이
사랑할 줄 아는 사람을 말한다.
현상을 믿고 사는 사람이다.
즉, 너와 나는 사실적 이중성으로
　　맺어진, 현실적 결합임을 인정한다는 말이다.
숙명을 믿으며,
　　　숙명이 자신에게 필요하다고
　　긍정하는 사람이다.
　　　　　― 마르틴 부버의
　　　　　　　〈나와너〉중에서 ―

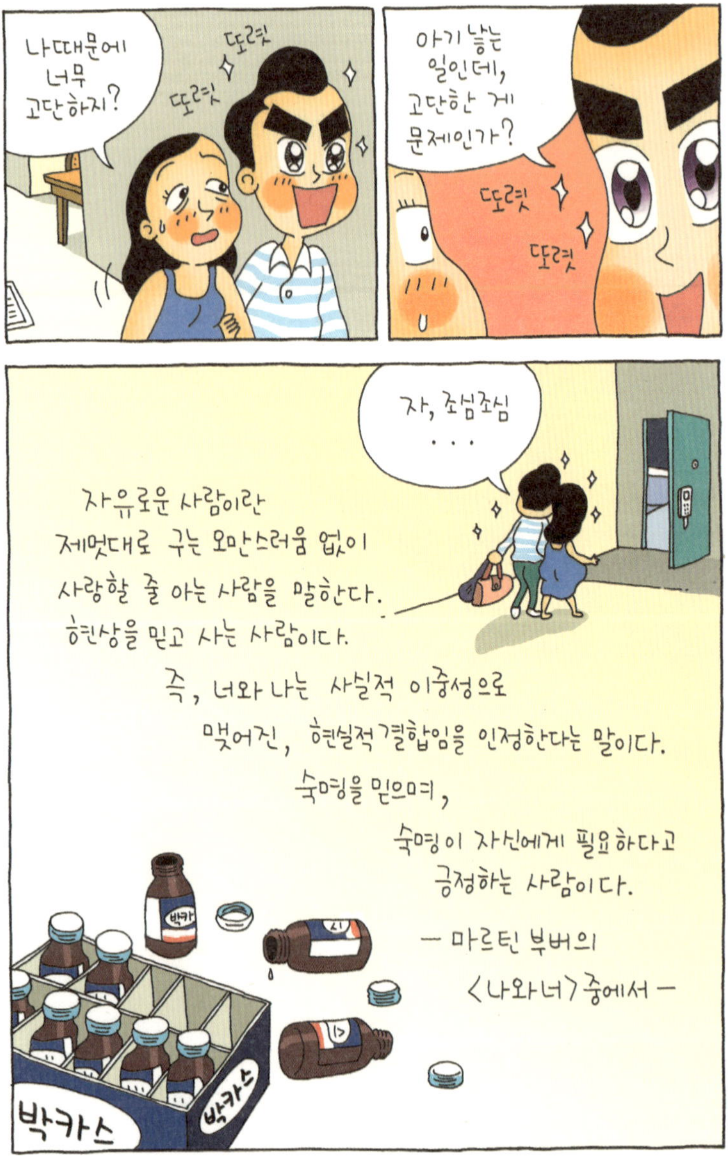

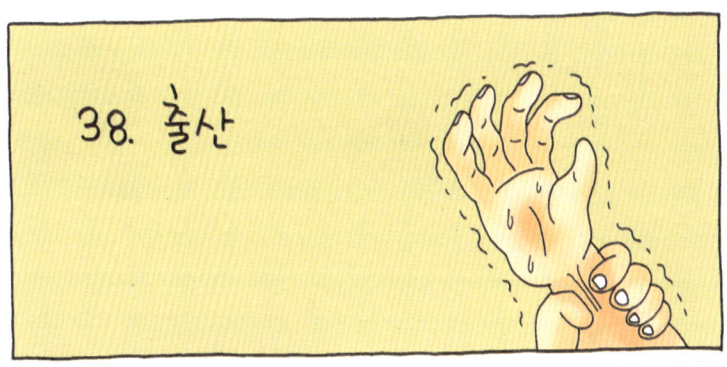
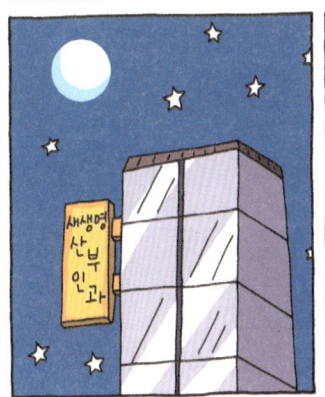
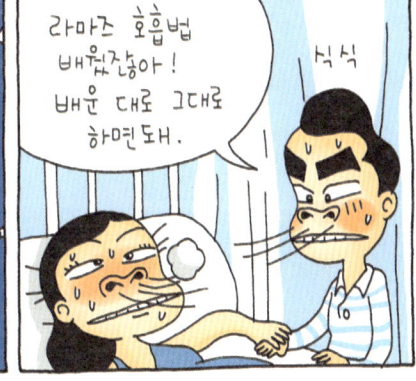
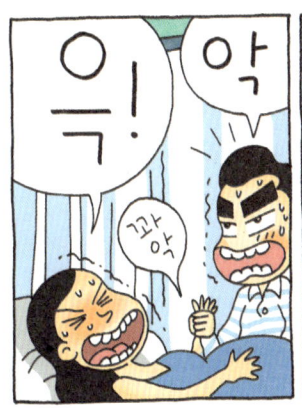
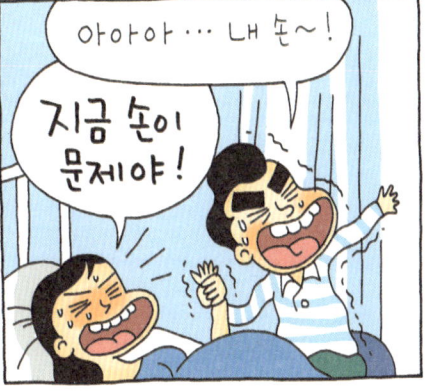

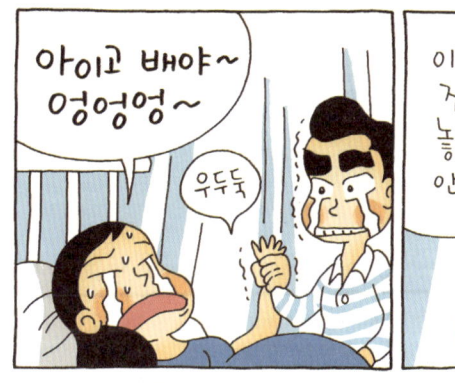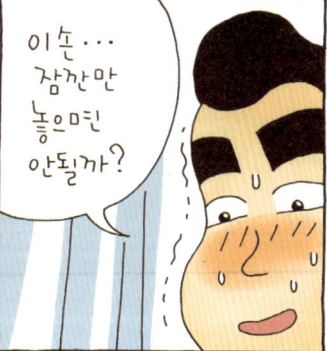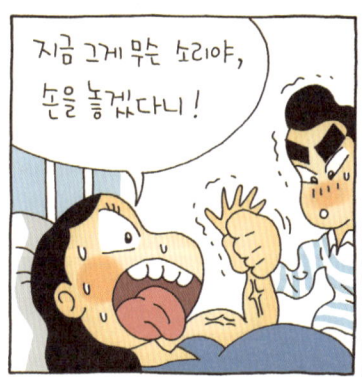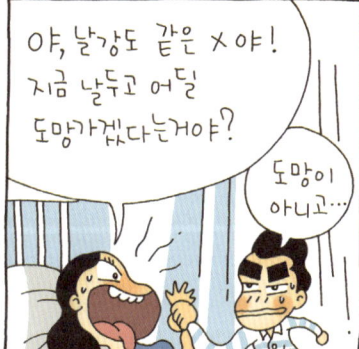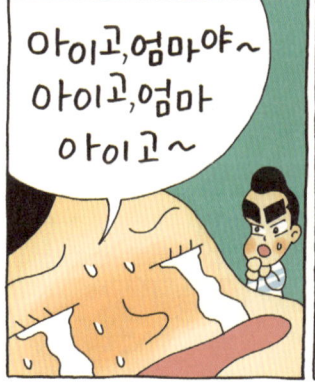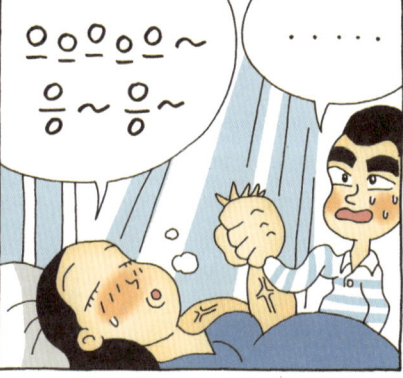

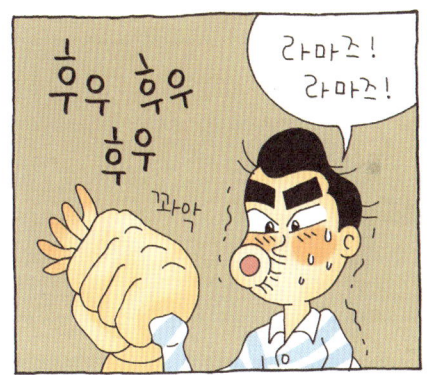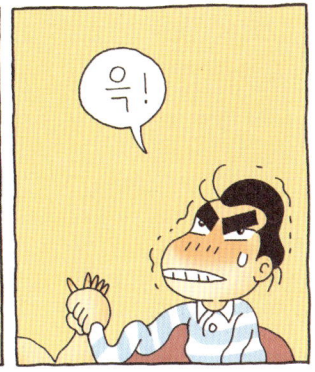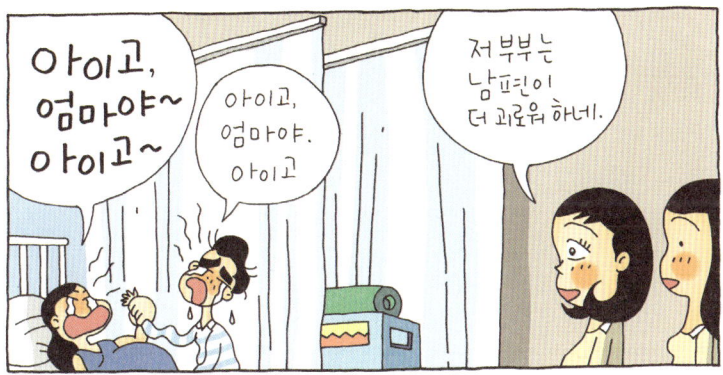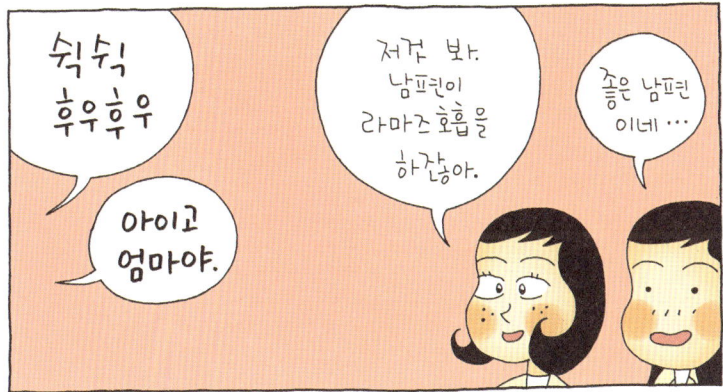

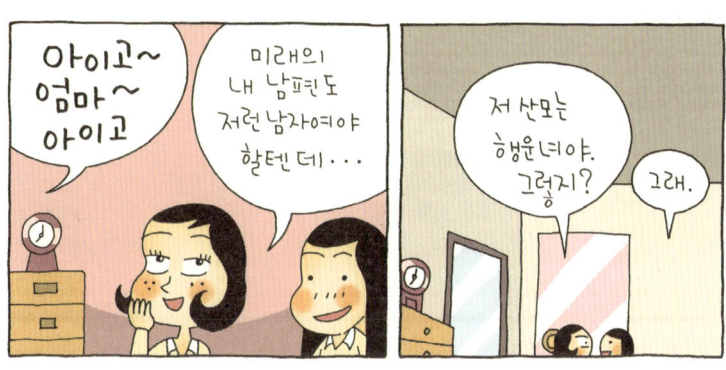

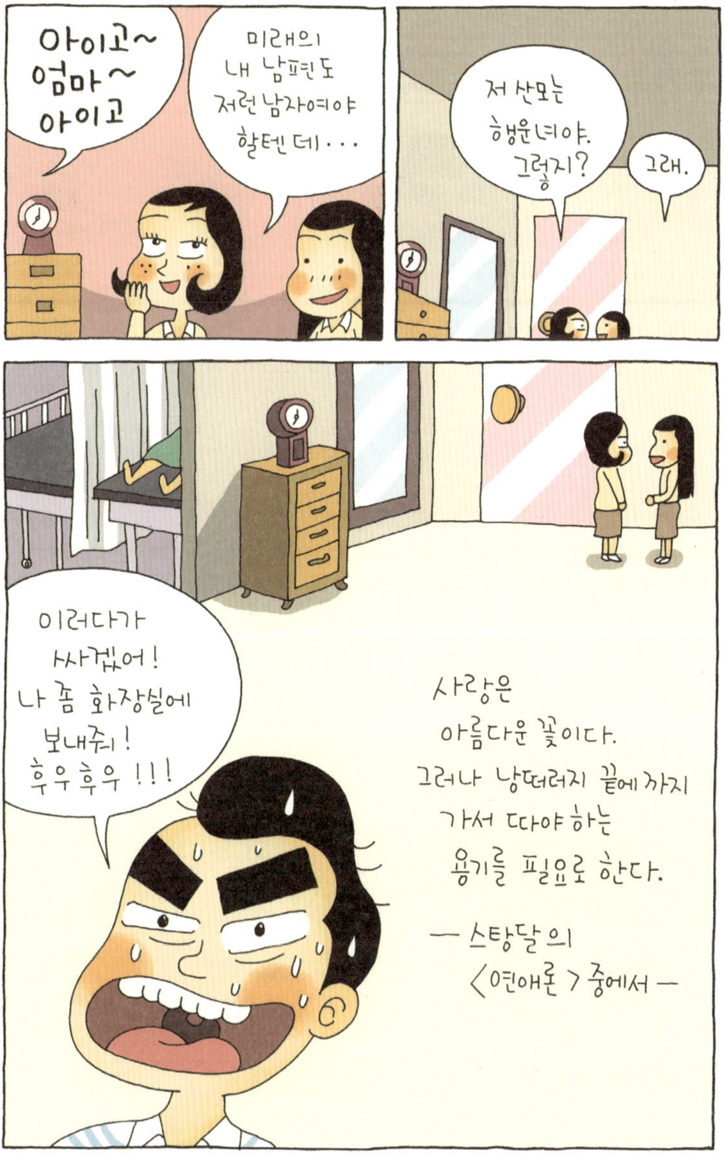

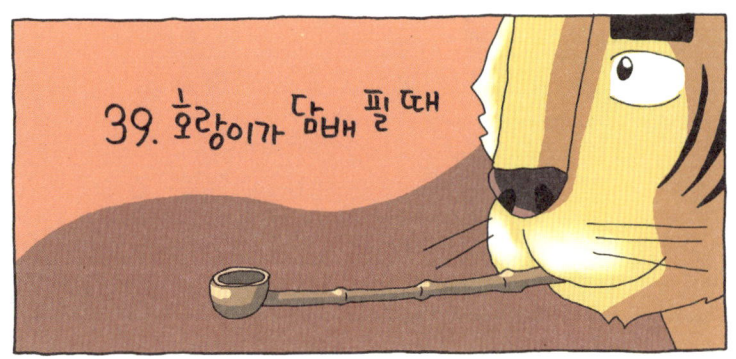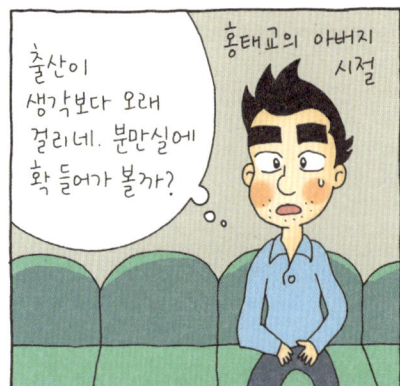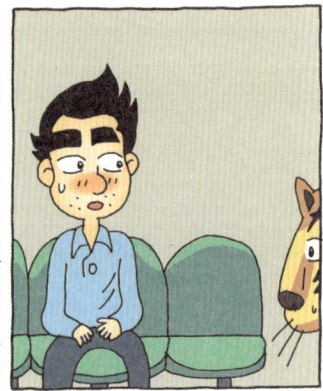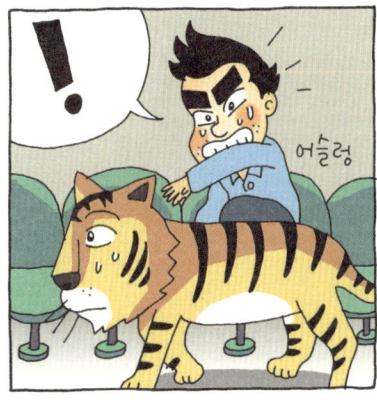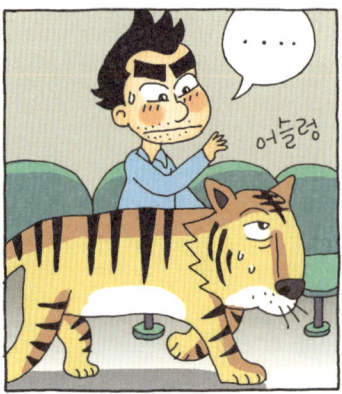

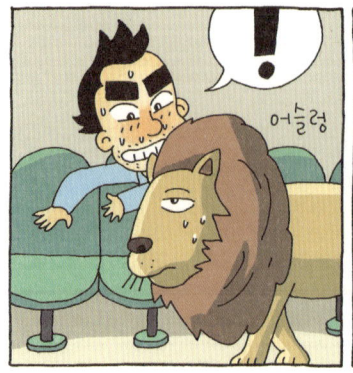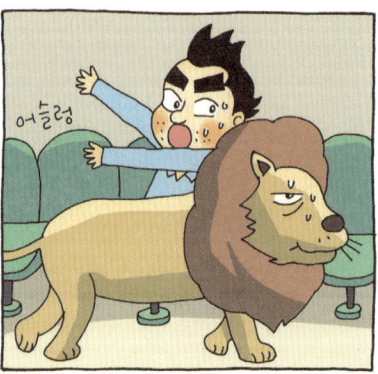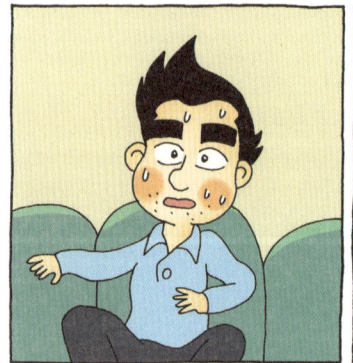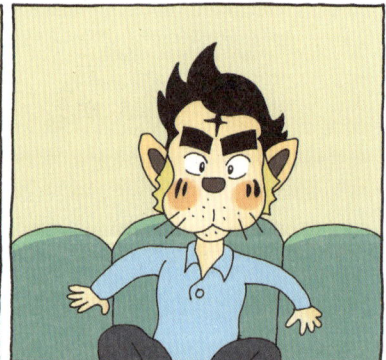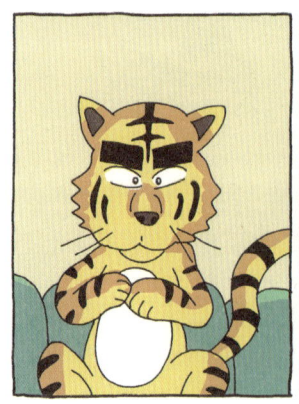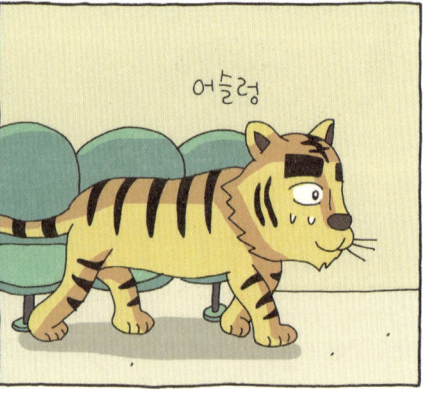

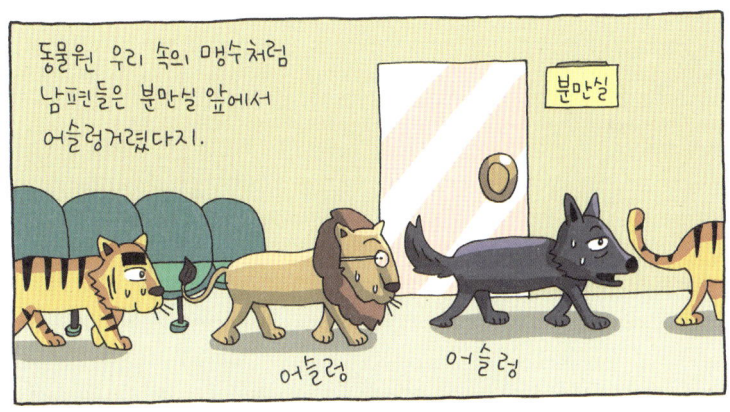

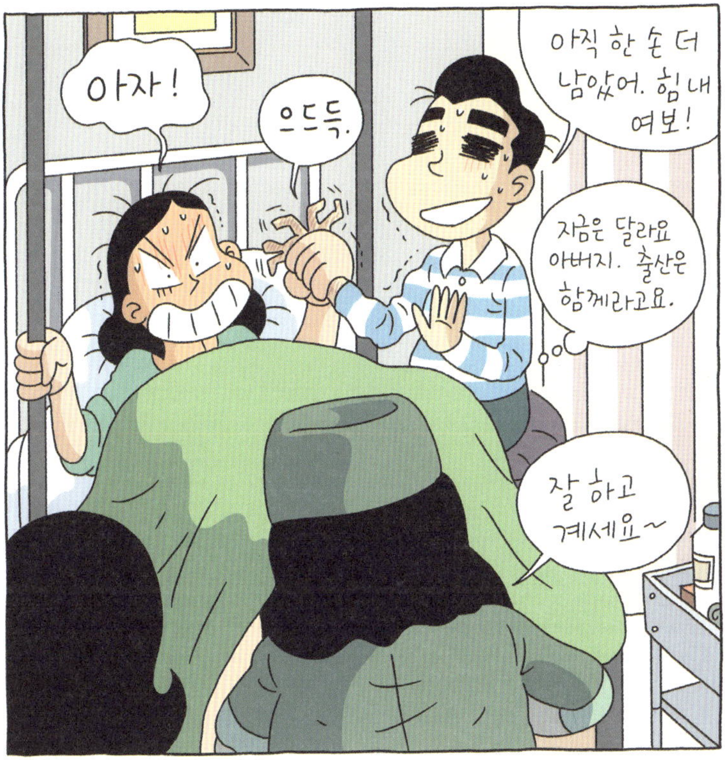

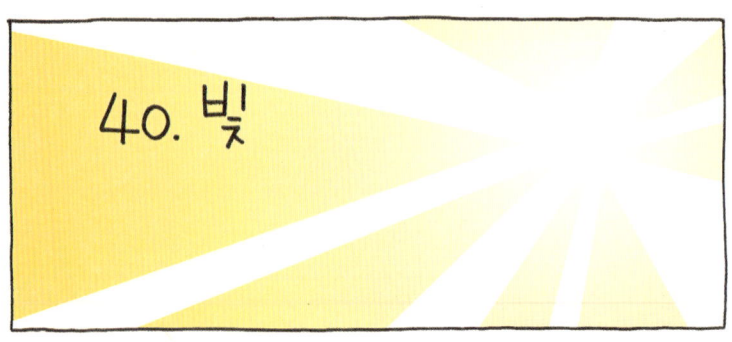
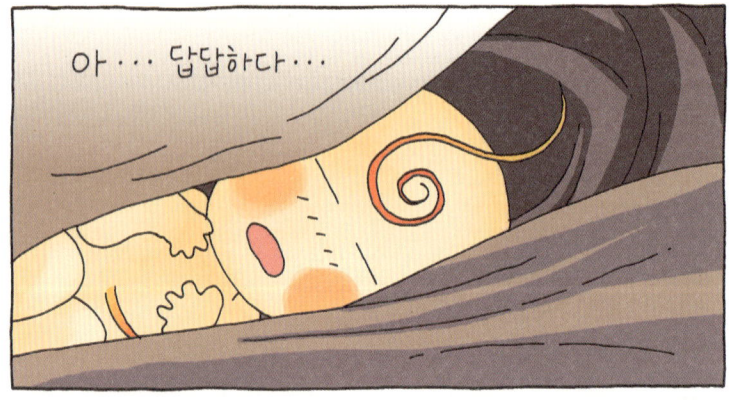
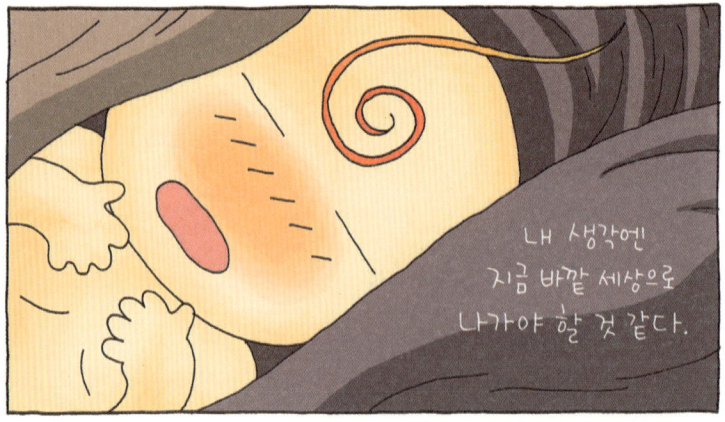

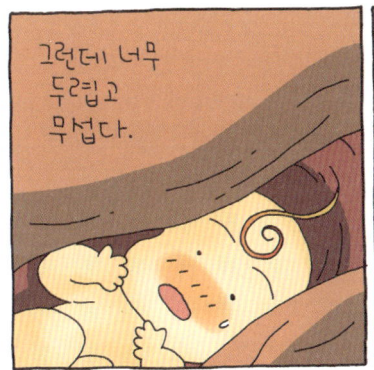
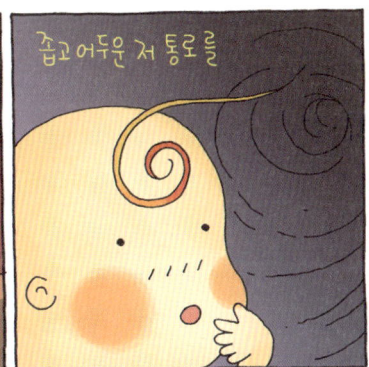
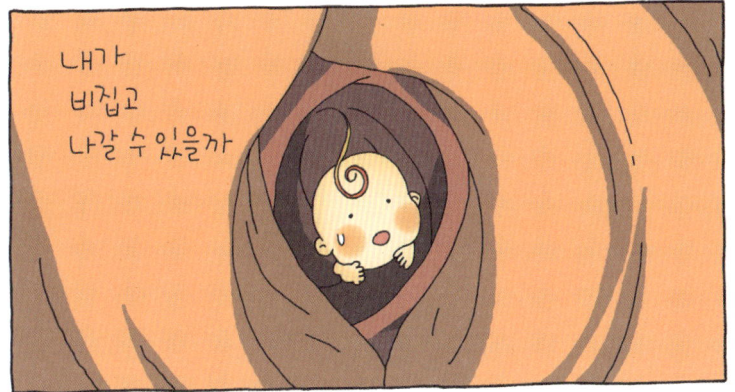
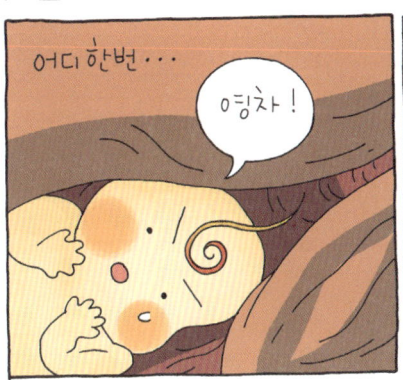
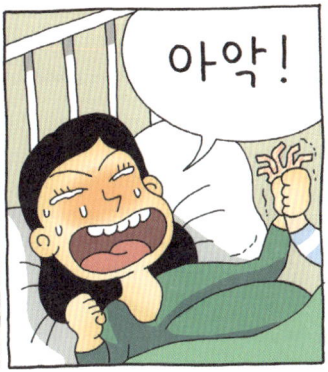

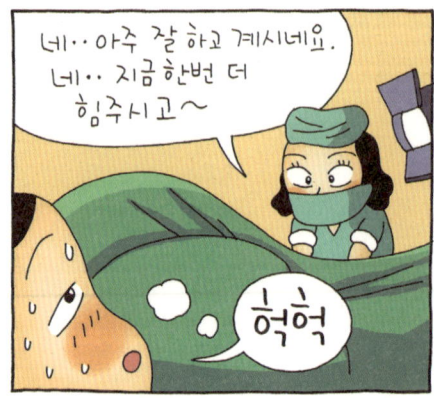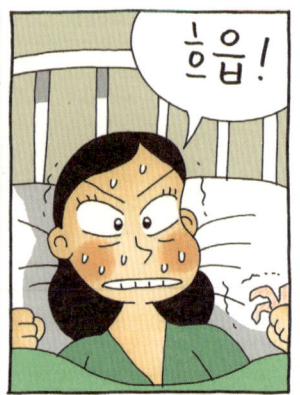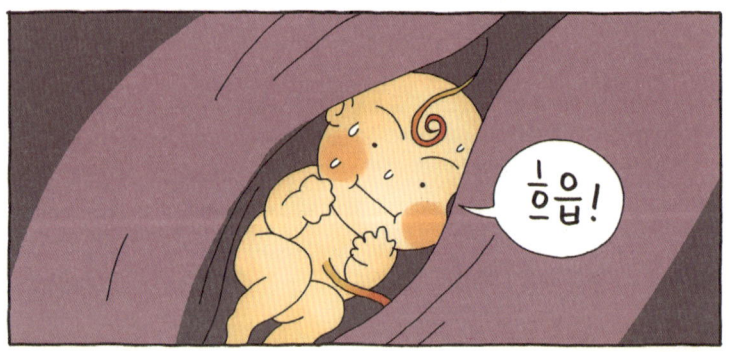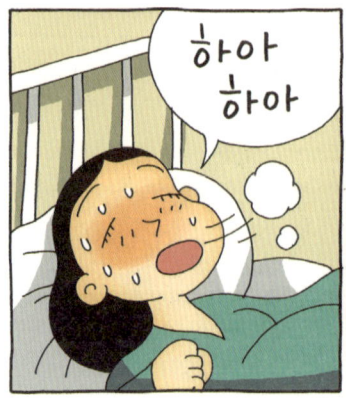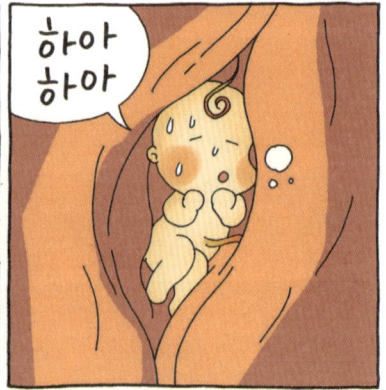

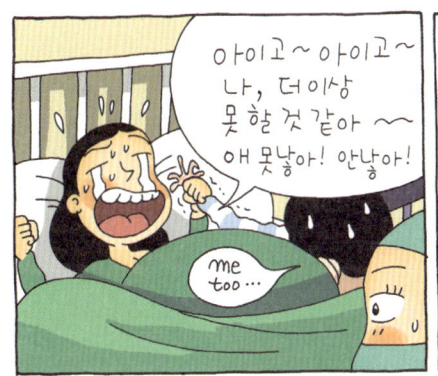
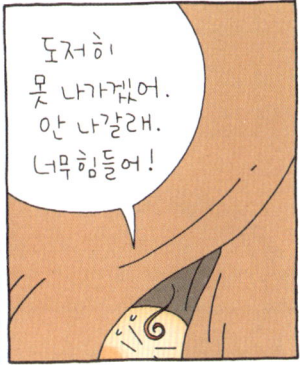
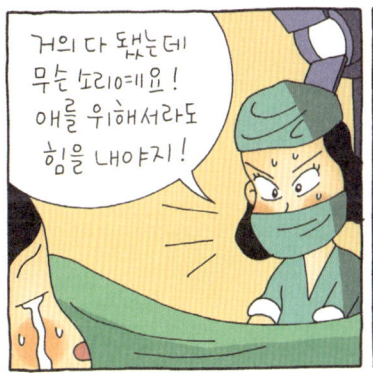
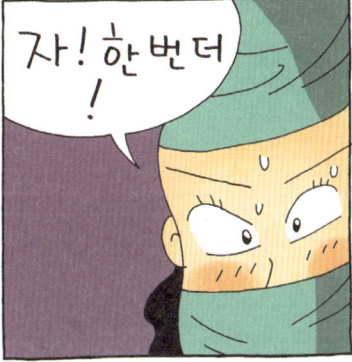
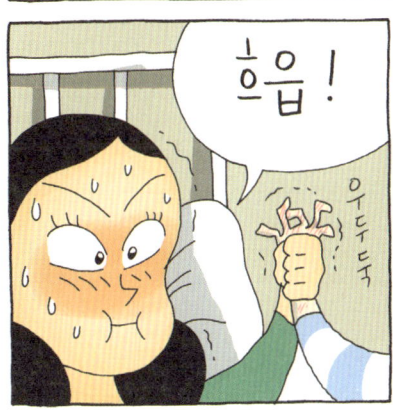
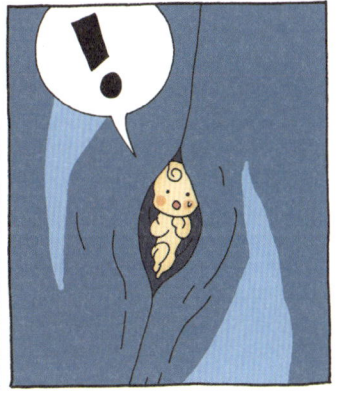

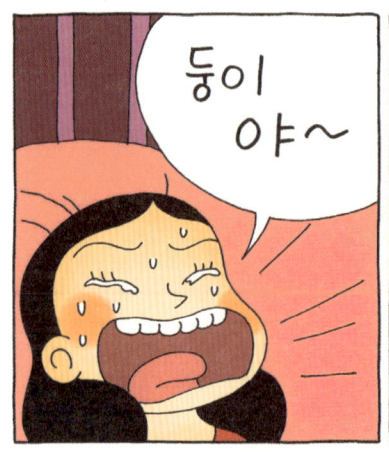
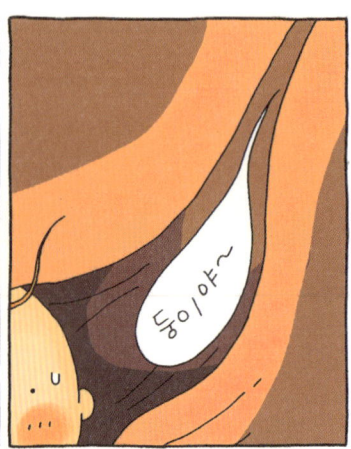
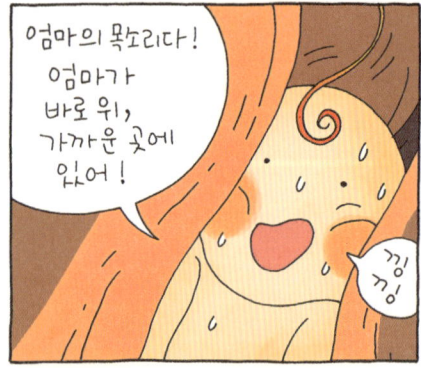
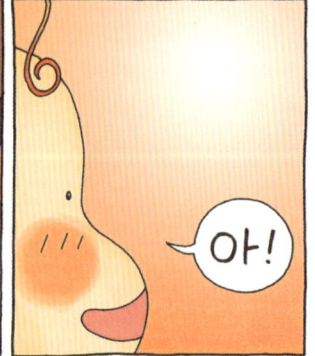
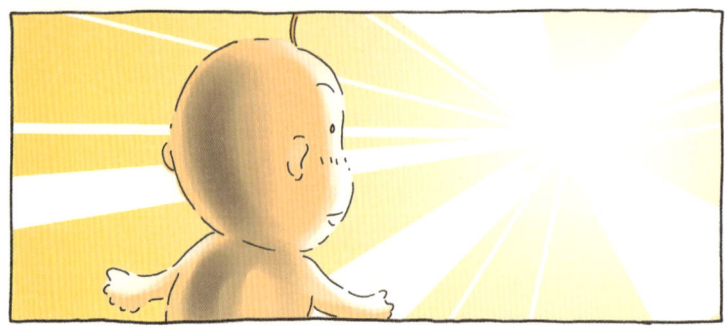

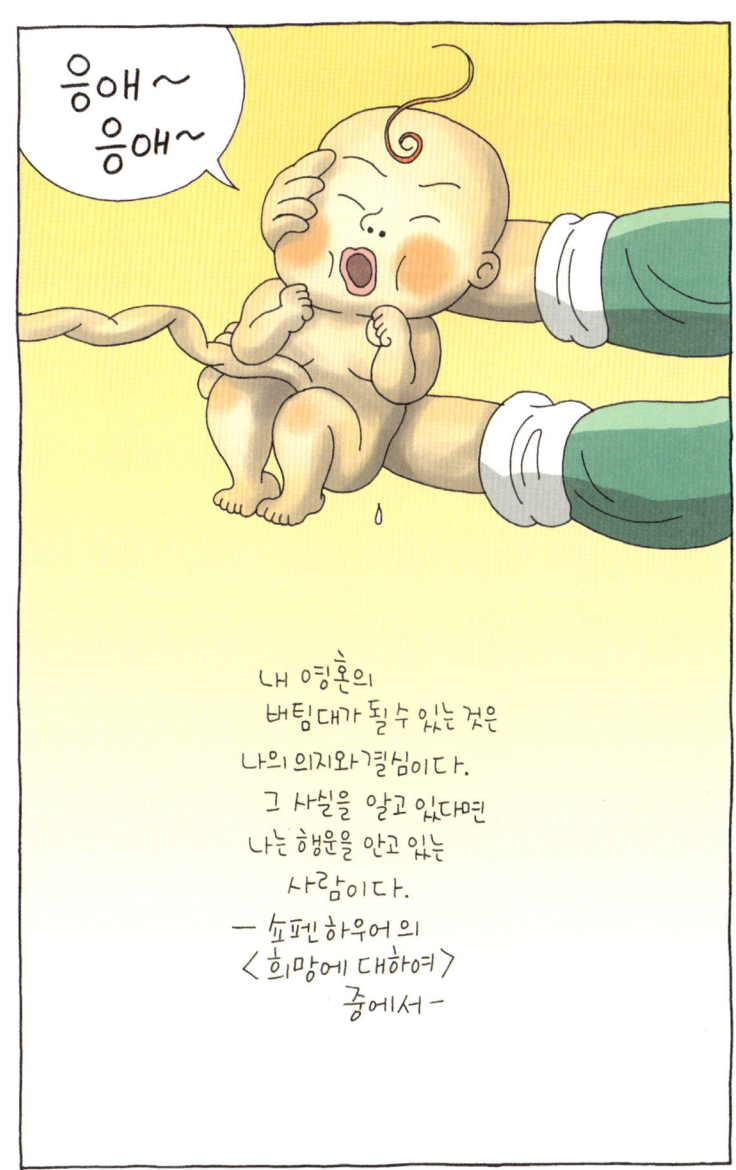

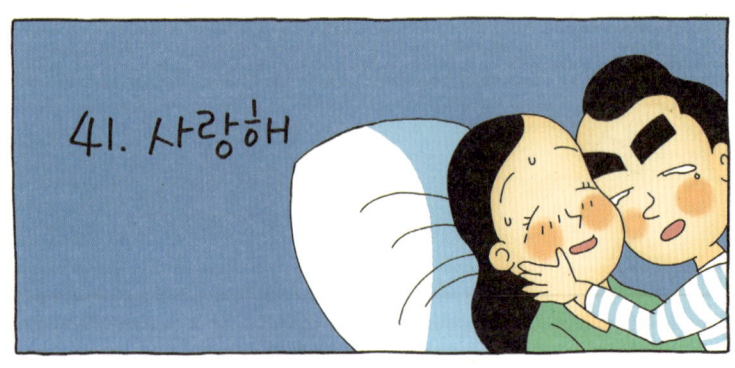
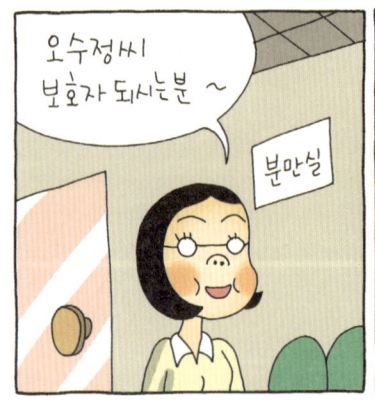
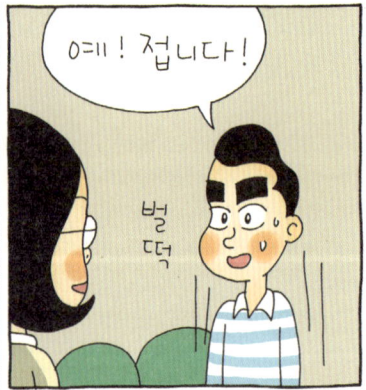
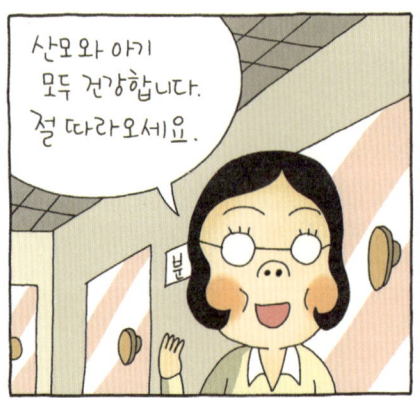
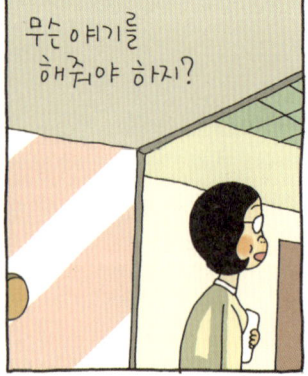

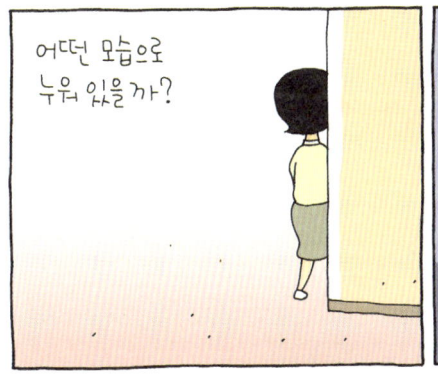
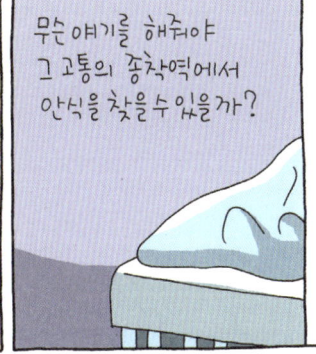
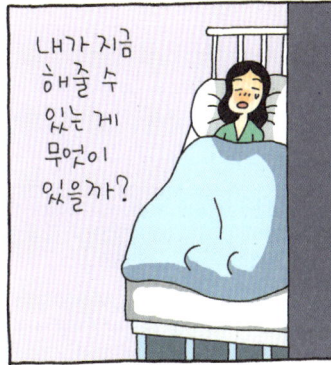
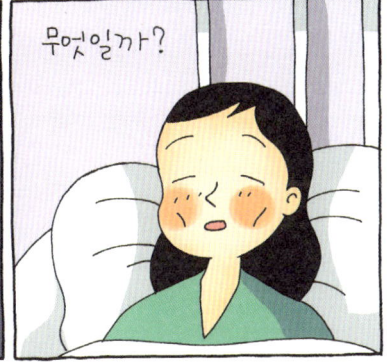
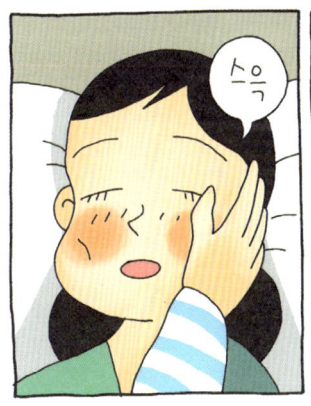
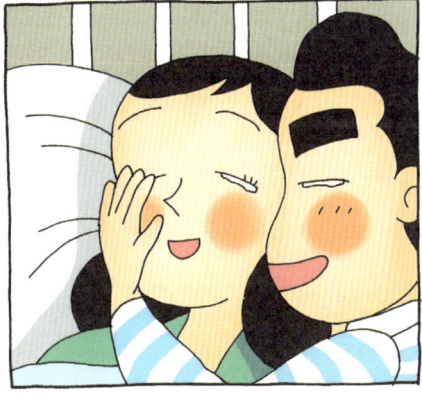

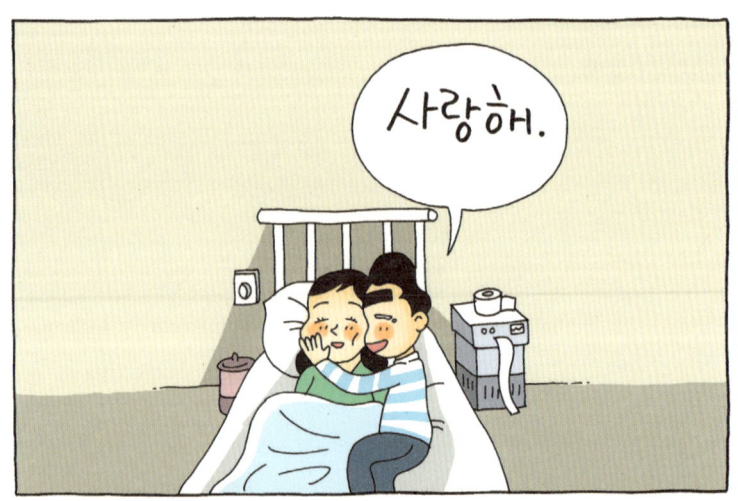

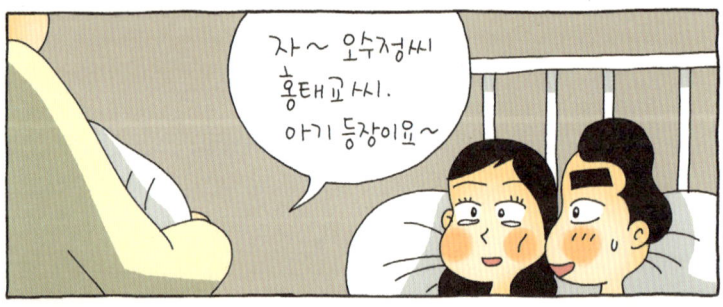

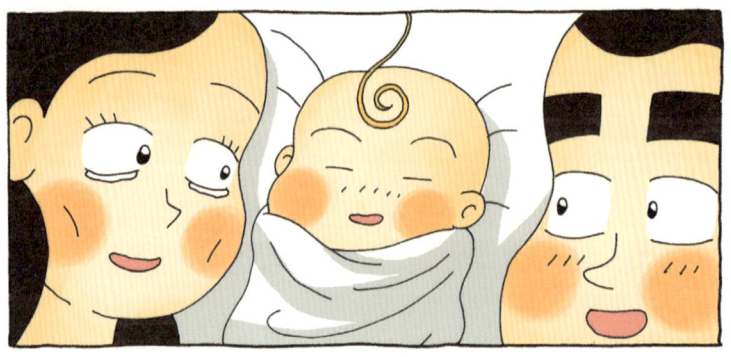

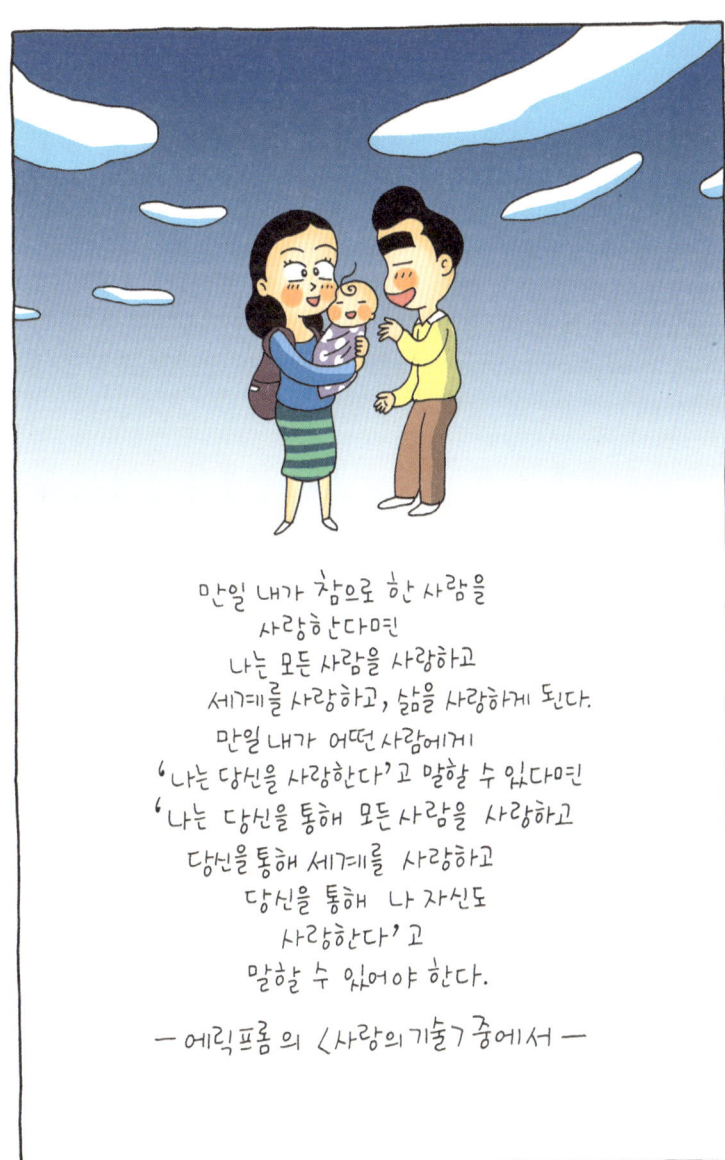

만일 내가 참으로 한 사람을
사랑한다면
나는 모든 사람을 사랑하고
세계를 사랑하고, 삶을 사랑하게 된다.
만일 내가 어떤 사람에게
'나는 당신을 사랑한다'고 말할 수 있다면
'나는 당신을 통해 모든 사람을 사랑하고
당신을 통해 세계를 사랑하고
당신을 통해 나 자신도
사랑한다'고
말할 수 있어야 한다.

— 에릭프롬의 〈사랑의 기술〉중에서 —

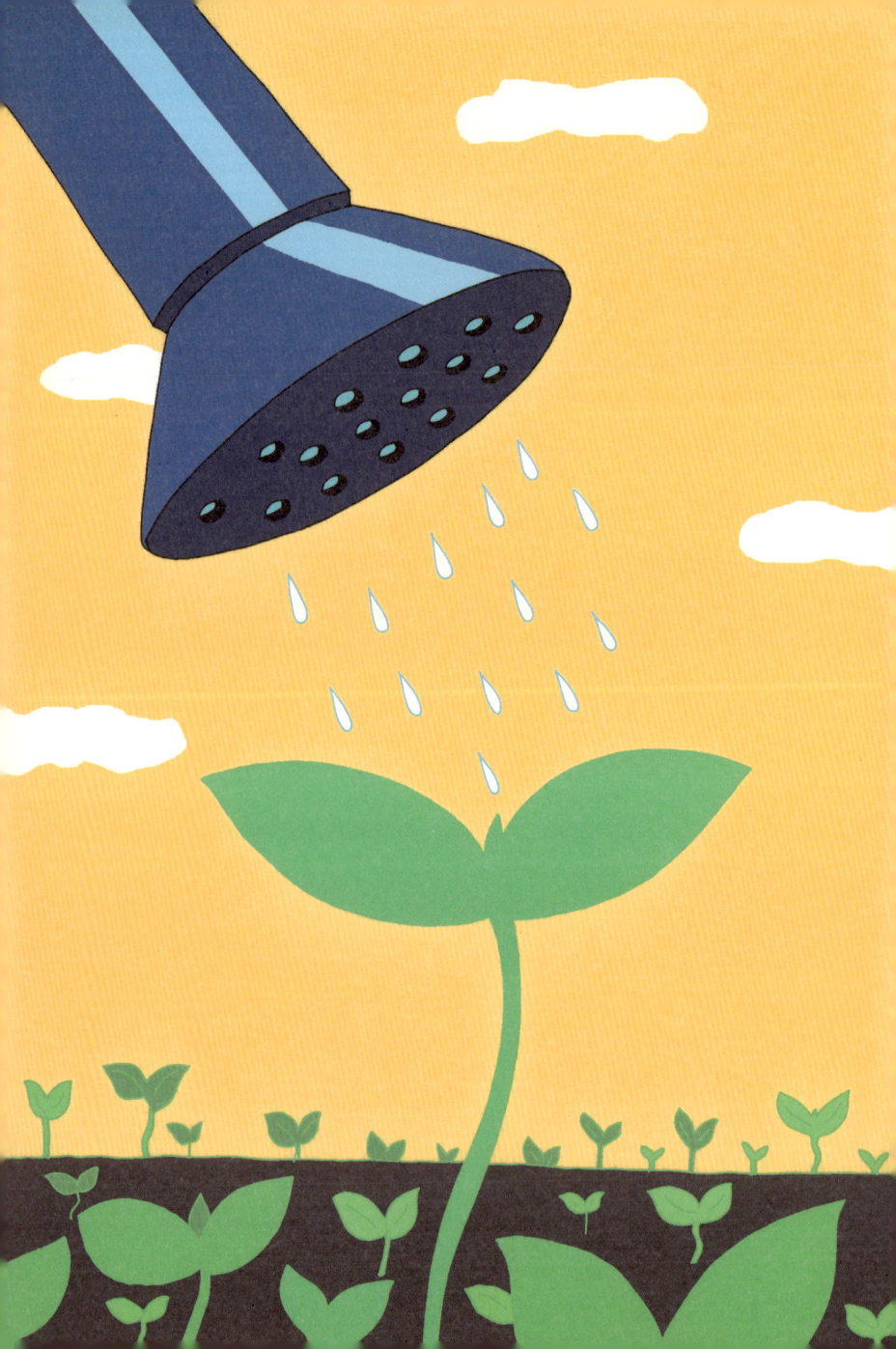

그는 아름답다.
자기의 밭에 홀로, 그리고
열심히 씨 뿌리는 자. 아름답다.
그 씨가 아무리 하잘 것 없어 보일
나무의 씨앗이라 하여도
열심히 자기의 밭을 갈고
자기의 밭을 덮을 날개를 보듬는 자.
한겨울에도 부드러운 흙을 자기의 밭에
가득 앉아 있게 하는 자.
그래서 이번겨울 아침에도
땀을 흘리는 자.
땀으로 몸을 적시는 자.
아름답다.
— 강은교의 〈허무수첩〉중에서 —

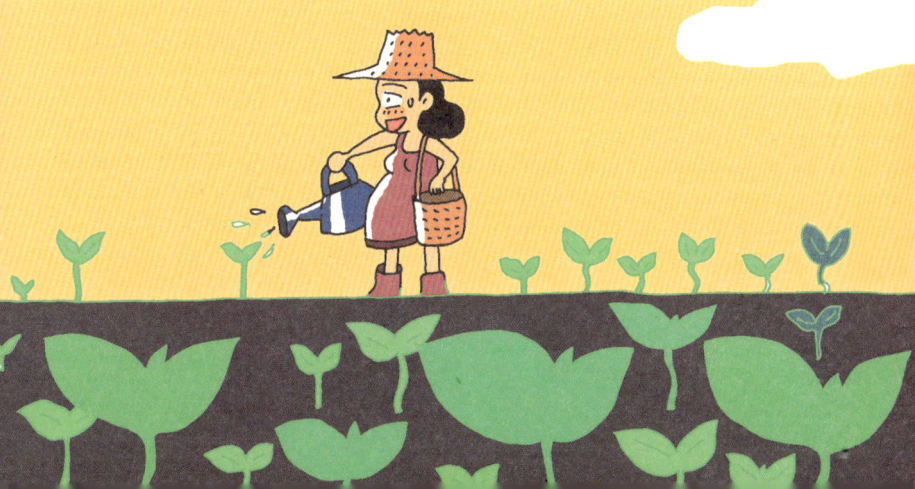

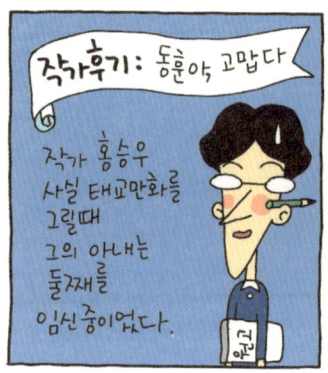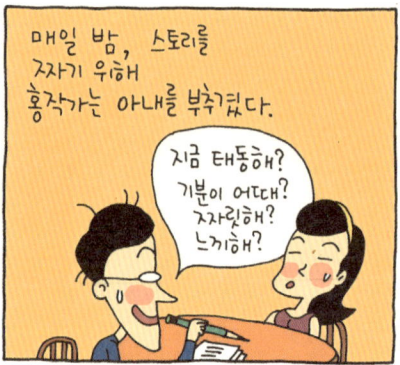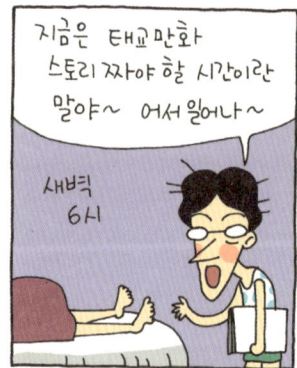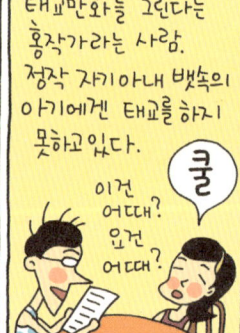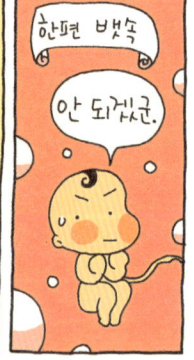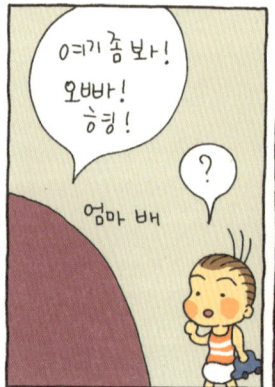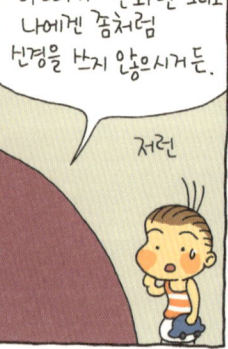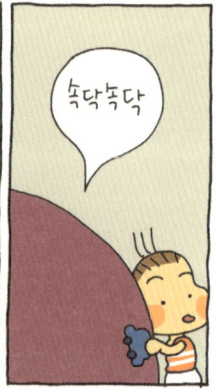

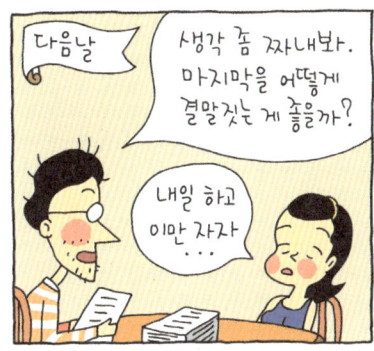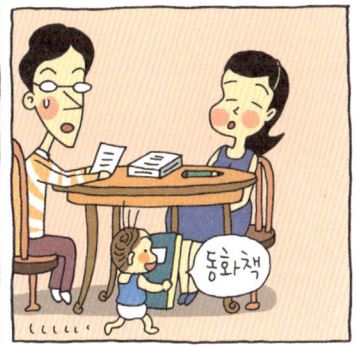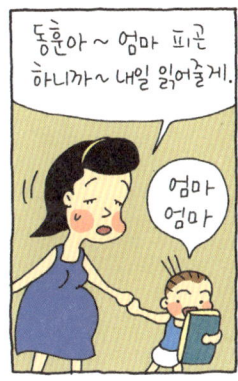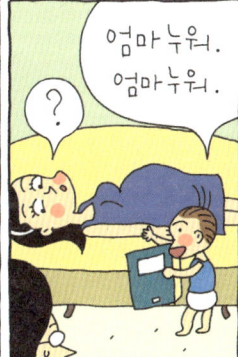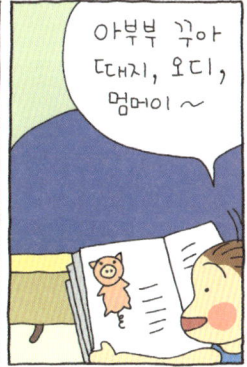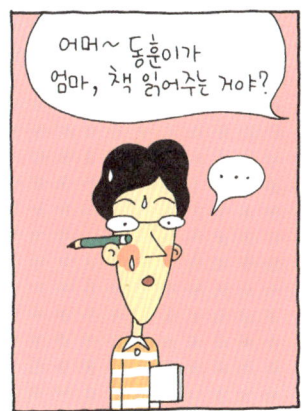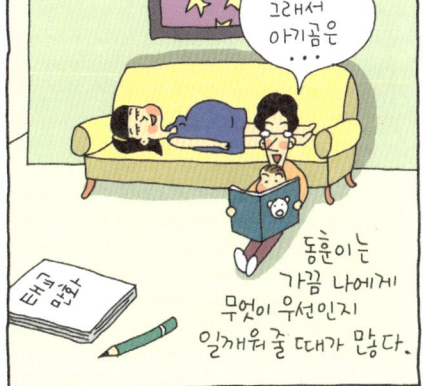

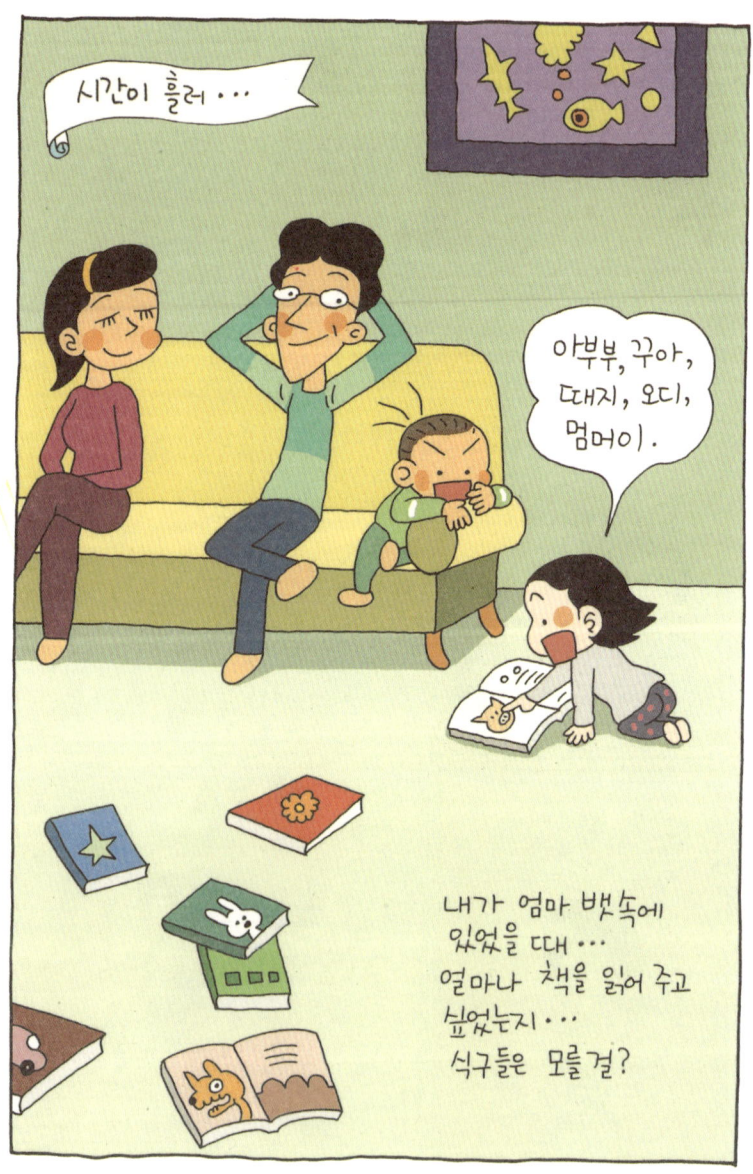

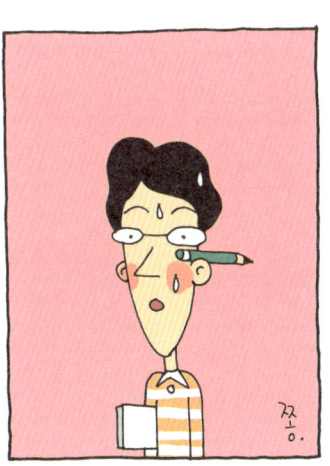

아빠! 내 얘기 들려?

초판 1쇄 펴낸날 2019년 3월 15일

지은이	홍승우
펴낸이	조은희
책임편집	정보영
디자인	최성수, 이이환
마케팅	박영준
영업관리	김효순
제작	박지훈
펴낸곳	주식회사 한솔수북
출판등록	제2013-000276호
주소	03996 서울시 마포구 월드컵로 96 영훈빌딩 5층
전화	편집 02-2001-5820 영업 02-2001-5828
팩스	02-2060-0108
전자우편	isoobook@eduhansol.co.kr
블로그	hsoobook.blog.me
페이스북	chaekdam
인스타그램	chaekdam

ISBN 979-11-7028-279-2 07590

이 도서의 국립중앙도서관 출판예정도서목록(CIP)은
서지정보유통지원시스템 홈페이지(http://seoji.nl.go.kr)와
국가자료공동목록시스템(http://www.nl.go.kr/kolisnet)에서
이용하실 수 있습니다. (CIP제어번호: CIP2019008356)

ⓒ 2019 한솔수북
※ 저작권법으로 보호받는 저작물이므로 저작권자의 서면 동의 없이
　다른 곳에 옮겨 싣거나 베껴 쓸 수 없으며 전산장치에 저장할 수 없습니다.
※ 책담은 (주)한솔수북의 청소년·성인 대상 브랜드입니다.
※ 값은 뒤표지에 있습니다.

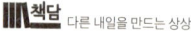
다른 내일을 만드는 상상